意念
導引

修復情緒與壓力傷害的身心互動法

前世今生催眠醫師
姜義堅——著

給讀者的叮嚀

我認為身心靈的工作者，需以美德為基礎，知識作後盾，用愛來解決人生的問題，尤其是醫師。

剛好，我的職業是醫師，我自然以上述的想法作為我行醫的理念。但和絕大多數醫師不同的是，我採用身心互動法幫助個案。我之所以有機會幫助求助的人們，是因為他們以前得到的方式和效果，並不足以解決問題。我的方式是用語言直接和靈魂溝通，讓個案們的困惑和明心見性而自在做了連結，因此我並沒有開方用藥。關於藥物的部分則交由其他科別的醫師，或是他們原本看過的醫師處理。

畢竟我是醫師，我了解醫療生態、醫學知識，我比一般不是醫療從業人員有更多正確的認知。因此我雖然沒有開立藥物，但還是會用醫師的知識善盡天職、忠於自己的理念，告訴個案正確的求診步驟、服藥方式，以及其他健康問題。

基於相同的邏輯，即使我書中的方法有效，但各位讀者一定要記住：越多好的方法，包括正確、良好的藥物和療法，對健康越有利。因此，無論看醫師或服用藥物，如果有疑問和反應，一定要多和醫療專業人士藉由請益、溝通、表達的方式，使自己用正確的方式解決身心靈的困擾。千萬不要因為本書中的方法有益身心，而忽略了該有的治療。

〈自序〉

為身心受困者找到的良方

一九八四年，我在國內完成專科醫師訓練之後，隨即到美國喬治亞州中部醫學中心開始研究員訓練，學成後便回國執業。在執業生涯中，體會到醫藥固然可以紓緩身體的不適，但不是所有的情況，都能靠藥物解決，例如：學業、事業、感情的不順引發的壓力和傷害。尤其病因與心靈有關，例如：面對死亡、失去自由、孤獨、生命沒有意義時，更是無解。那個時候，我想只有教育、知識、智慧是最好的處方。

一個正值壯年期的醫師，每天面對生老病死，在忙碌工作的同時，對於生命也有許多疑惑：人生所為何來？人要如何才能安心自在？人要如何坦然面對死亡？加上十幾年來長久的超時工作，無力和無奈下，備感內心的豐實不再。

為了了解生命，我停止執業，再度赴美研習生命科學。研究所期間，我讀了超我精神始祖羅伯特．阿薩吉歐力（Robert Assagioli）的著作，他的論述告訴我：冥想是修心和獲得智慧的重要方法。為了了解生、死、靈魂相關，我就教於前世今生催眠巨擘魏斯醫師（Dr. Brain L. Weiss）。

在學習前世催眠時，我體會到死亡的經驗。見證了思想家、科學家的知識、智慧、成就產生的巨大力量，加上自己的經驗和感受，我了解了前世今生催眠是解決人生困擾的好方法。這之後，我將偉大的思想家的理論，結合我所學，形成一套強化大腦，使身心靈健康的方法。

自從走入催眠的領域，我不斷探索催眠療法的最高境界，期望自己能夠幫助世人有如太陽般發光發亮。回國之後，十多年的臨床生涯，我處理了數千個案身心靈的困擾。在這些個案當中，最小的是媽媽肚子裡的寶寶。他的媽媽在懷孕時請教我，可不可以利用催眠方式，讓孩子擁有健康快樂的人生。這位媽媽內心充滿愛，且有毅力、決心、耐心。寶寶出生至今已上國小了，表現一直是聰慧、善良、陽光、好學。

相對於這個接受間接催眠的寶寶，我的個案中，年齡最大的是可能即將離開人世的長者。他們當中不乏國際級的專業人士，專長領域從科學到藝術都有，而其中也有些是成長過程中因缺乏資源沒機會上學的。簡單來說，人只要活著，難免有生、老、病、死的衝擊，而身心靈也有不同面向和程度的傷害。

如果是身體的問題，針對疾病去解決，看似足夠，若能加上心理建設，則會有出乎預料的好結果。例如：一個人的肺部有〇．八公分的陰影，在沒有其他心理糾結下，治療目標是讓陰影消失。此後，他除了接受醫囑，採取持續觀察的方式之外，抱持積極、樂觀的心態，採用呼吸吐納的氣功療法，加上良好的生活習慣，提高免疫力，六個月過後，原本肺部的陰影完全消失了。但，如果是涉及精神問題，就必須針對心結去處理，才能夠解決其他身體的不適。

健全心性，才能用正確的方式處理人生

身體有時候固然脆弱，但人性離苦得樂的欲求非常強韌。其原因是他們成長過程中，曾經感受到長輩的愛心，卻沒有機會學習正確的表達愛，以致於沒有好的方法去愛人或被愛。不能用對好方法的原因，有的是因為承受壓力，有的是根本就不曾被用正確的方式對待過。

父母是孩子學習的範本。如果生長時代和環境是動盪不安，生命難保時，人類往往無法顧及道德，因此愛也無法充足散布人間。在這種情況下，孩子相對也無法從父母身上學到正確的愛。

事實上，大部分的父母都很有愛心，但也有不少人不知愛為何物，兩者最大的

共同點是不知如何表達愛，或用錯誤的方式來對待孩子。追根究柢，這些父母原來也沒有被正確對待過，只因他們的父母沒有學到正確的愛。我的個案裡有一些是小時候被要求，一定要考滿分，不足一分就打一下。父母心中認為「我是為你好」，但孩子在那個當下卻只有委屈、憤怒、害怕，在逃無可逃下，就只能接受。長大之後，有些人複製父母的模式，有些人則變得退怯、沒有自信，有些是形成反社會表現。

相對地，有些孩子因為對讀書所為何來有所疑惑，或受到同學、老師的不當對待，而產生心悸、失眠，無法上學。但在父母耐心陪伴下，用支持、鼓勵的方式，一起走出陰霾慘淡的日子，結果峰迴路轉，有了好的結果。

從觀察我的訪客到人類社會普遍的現象，都和心理學的論述完全一致。因此讓人了解自己的心理狀態，以及與愛之間的關係後，就可以進一步透過愛的學習和了解，健全自己的心性，而能用正確的心態、方式處理人生。

曾經有一個有自律神經失調，又有纖維肌痛的個案前來尋求協助。我告訴他病痛發生的原理，以及痛和腦部負面的感受與記憶的關連。接著透過身心互動法，在他專心、安定的情況下，回溯過去不快樂的往事。他的父親特別疼愛哥哥，對於媽媽和他卻用打罵的方式。幸好，媽媽很疼他，他也心疼媽媽想要保護她，但卻無能為力。對於父親，他有恨、有氣、有渴望，也有許多的害怕。母親在他的心中是生命的避風港、動力的來源。

但有一天，他發現媽媽和同村的一個叔叔有親密行為。媽媽的秘密衝擊了他，他一方面擔心媽媽的行為終究可能被發現，害怕會有大風暴，另一方面自己雖然不喜歡父親，卻因為沒有告訴父親這個秘密，內心充滿自責與恐懼。秘密、擔心、內疚……所有的負面情緒伴隨他長大，長久不能安生，最終身心出現狀況。

在催眠治療中，他終於有勇氣去面對過往不敢、不想面對的事情。過程中，我告訴他：「不快樂的事情，都過去了。你不必再將別人的錯誤攬在自己身上。從此以後，保護自己的安全、維護自己的權益、盡力發揮自己的優點就可以了。」催眠結束後，他向我深深一鞠躬：「謝謝姜醫師，你把壓在我心頭多年的大石頭搬走了。」一個月後，他說肌肉疼痛好了，體重減了三公斤，而且失眠和鬱悶的情況也消失了。

傳遞翻轉人生的妙法

回首過去，我不了解生命的意義、也無法坦然面對死亡，幸運的是，我找到使人「活得自在、死得安心」的方法。看著他們經過身心互動法之後，有新的領悟和方向，也看到生命的意義和希望，讓他們宛如重生的良好結果，看似奇蹟、天方夜譚，實際上是造物者或老天的恩賜。因為老天讓人類有幸擁有管理自己心性的能力，這些管理自己心性的理論和技巧，是人類智慧的結晶。

面對老天的恩賜，我深深感激並深受感動和鼓舞之外，也因為看到了許多身心靈工作者的無奈和無力感，以及許多求助無門、甚至受到不當對待而承受著痛苦的人而心疼。然而，一個醫師時間有限，即使一次就能翻轉一個人的人生，但終究能幫到的人數有限。為了使更多人受益，最有效率的方式就是將管理心性的良好方法，藉由不受時空限制的方式，傳遞給所有需要的人。於是我將催眠個案的內容和方法，包括他們平時自我修練、自我催眠的內容，編輯成這本書。

這是一本教人修練心性的書，也是討論如何改善身心靈，提升自我的書。書中提到的人物、情境，故事的內容，除了個案主動分享之外，其他都是由許多人事物綜合而成；一個主題故事乃是綜合同類特徵、事件組合而成。對於自願提供的個案，我不會曝露他們的身分資訊，所有故事內容，如果跟任何真實人物有相似之處，必然純屬巧合。這些故事一直在人世間重複上演，它們代表的是行為、思想模式，而不是描述特定的一個人。

曾經，一個個案在催眠中見到了聖母，聖母告訴她：「妳是來自我們這裡，去到人世間體驗愛和生命的過程，然後回來和我們分享妳的經驗與領悟，最終我們將在愛裡相見。」就在那一刻，她臉上泛起微笑，因為她感受到溫暖和關愛。多年過後，聖母「在愛裡相見」的話仍深深烙印在我心裡。我也一直見證了：**「愛」是美好人生共同的信仰，也是所有人間事的答案**。

我有一位個案來訪四十次以上，他是一位智商屬於天才級的科學家，每一次來訪之後，他繼續自我對話，就會有新的靈感和想法。至於絕大多數不是天才的其他個案，採用書中的方式自行練習，他們針對主題，將相關的知識和方法記憶起來，經過不等的時間內化，都會有所收穫，而心想事成。**每一個有困惑的人改善了，他們的家人也跟著輕鬆了**。

每次閱讀本書之後，必然會更加了解自己、人性和生命之道。如此，不斷的將這些正向的訊息，對著我們的腦部說，就能從基因的層面，改變了心態。進而提升自己身心靈的層次，成為自己，甚至是他人生命的老師。

本書的目標是透過知識的散播和傳承，提供一種劃時代的新觀念與新做法，期盼從此以後大家都能夠強化腦部功能，以達隨心所欲，安心自在的境界。

本書的使用方法

美好人生需要智慧去維護和擁有。
這本書就像智慧的藏寶圖，引領讀者尋獲人生的寶藏。
獲取寶藏的方式有二：
①依始末順序逐一閱讀。
②以當下面臨的問題作為主題，選擇相關的文章，進行閱讀。

主要架構：灌入的知識與修練的方法

本書的心性訓練及解決身心困擾的方式，是在個案的精神非常專注時，直接用語言和大腦溝通，並以正性的科學、精神醫學、哲學的知識，作為生命中可遵循的內容。換句話說，一方面修練腦部到達超意識的狀態，另一方面加入正性知識、哲理，兩者相輔相成即可達到和諧、安定又充滿智慧和能量的狀態。因此本書的內容含括了灌入腦部的知識與修練的方法。

範疇①：灌入的知識

各章的知識，是灌入腦部的正性資訊和能量，亦即大腦所需的營養素。因此，反覆將每一章節中，智慧又實用的內容烙印在腦海裡，就會有良好的反應、習慣、直覺或靈感。

範疇②：修練的方法＝修心功法

修心功法乃是依據身心互動學發展出來，主要有三種：①迅速進入覺知法。②身體觀注法。③全方位身心修練法。以及其他與各章節主題相應的方法。

如何精通全書內容？

由於本書的內容是很多智慧者的心血結晶，是我們人生的準則及方法，所以第一次閱讀時，可能只能了解字面上的意思，但多閱讀幾次，就更能了解內容。當了解了其中的含意後，需要進一步思考這些內容是否合理？是對、是錯？如果覺得合理就將內容記住。如果覺得有所疑問則需要進一步的釋疑。為了讓各位更容易且習慣這個身心靈修練法，以下歸納出三步驟。

精通本書內容三步驟：

①閱讀文字、理解內容。
②思考其中意義，然後將內容、意義置入腦部。
③將這些知識，落實到具體生活之中實踐。

經過以上步驟之後，各位必能更加深入吸收書中智慧、知識，並將它們和修練的步驟融合一起。最後，不斷練習或使用書中的方法，就能將知識發散到生活中。由於修練的方法符合生物量子理論，因此練習這些方法的初始，可能不覺得自己有巨大的改變，但是持之以恆，有一天必會發現自己的能量有如搭乘直升機般，直線向上提升。

人類存在的世界一直在變化中，每個人生也必然會面對不同的課題，因此持續健全身心是每個人一生的功課。確實地實行以上的三個步驟，不斷將其中的能量融入靈魂，在關鍵時刻就會產生臨門一腳、扭轉生命的效果。

長久的練習和體會，必然會使得我們的生命達到無可想像的和諧與自在的境界。

基本練習法

不論是從頭開始閱讀，或是依主題選讀，每一章節都會有相應的修練法，在進入各章之前，先將書中的基本練習方法羅列於此，當各位已具備正確知識，腦內營養素充足時，就能更方便利用。

自我導引的基本練習

身心互動學的修練法最基本的就是「自我導引」，可以說是其他練習方法的前導步驟。它能使人專注於呼吸和肌肉放鬆，而無暇胡思亂想。因此，交感神經得以安定，副交感神經得以發揮功能，兩者達到平衡的狀態，進而身體、心情更加放鬆和安定。

第一步：全身放鬆

①首先閉上眼睛。

②讓自己深深的吸氣，慢慢的呼氣。

③每一次吸氣，讓氧氣和能量從肺部擴散到全身；每一次呼氣，讓體內所有疲勞、煩惱和壓力從四肢末端和鼻孔排放出去。

④持續吸進氧氣和能量，排出所有不舒服的感覺。

⑤深呼慢吸三至五次之後，改成自然的呼吸。

第二步：深化肌肉放鬆

①自然地呼吸，讓氧氣源源不絕集中到頭皮上。

②隨著自然的呼吸將頭皮放鬆的感覺，傳遞到眼皮。

③將眼皮放鬆的感覺，往下傳遞到鼻子、嘴唇四周、頸部、肩膀，經過胸部、腹部、臀部、腿部，最後傳到腳底。

穩定心緒的基本練習

心鈴法則

一有不安的感覺時，腦內馬上要有一個聲音出現：

①我在做什麼？

②現在我該怎麼辦？

此時處理訊息分為兩個面向，第一個面向是當下的處理。第二個是強化腦部迴路。

迅速處理壓力的方法

①首先「深吸慢呼」，接著緊緊的握住拳頭，將當下負面的情緒和感受集中在手上。

②當手握得很緊，甚至感受到痛時，就表示手上的緊、痛是生命中累

積的負能，它提醒了我們要放開它，才能免於苦痛。

③在心裡對著拳頭說「鬆、鬆、鬆」三個字，同時慢慢放鬆拳頭，當你感受到手上的壓力消減一些後，手指緩緩打直，將負面情緒以及壓力順勢釋放出去，不必管它們去哪兒，就讓它們離開自己。

這個動作最起碼做三次，每次約十五秒鐘。緩慢地做，能讓心緒得到釋放與安定。如果依當下狀況需要，多做五至十次，超過兩分鐘的話，自律神經會更加安定。

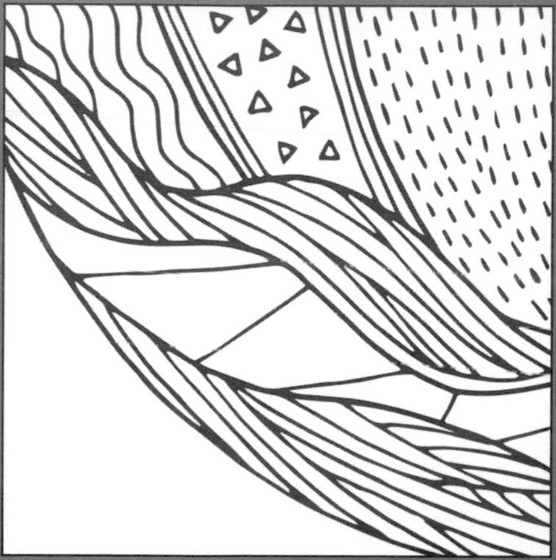

第 1 章

神奇有效的身心互動法

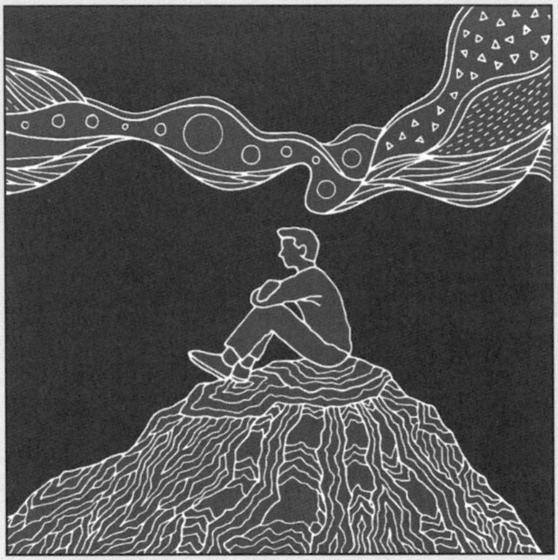

身心互動學是研究身體和心理互動的一門學問。它主張身心一體而互相影響，心理有狀況會引起身體的反應，而身體的狀況也會引起心理的反應。

本書所提到的身心互動法（含括所有的修心功法）都是以身心互動學為理論基礎。它們使身、心、靈健康的方式，是透過意識與內在溝通的技巧，加入正性知識、哲理，兩者相輔相成，因此往往有奇蹟似的良好結果。

處理人的問題，有許多種方式，如果傳統的療法力有未逮時，這套身心互動法可以彌補過往方式的不足，使生命更趨美好。

從意念來改善狀況，治標也治本

人類有感受、思考、決定的能力，因此靠著這些功能與外在、內在溝通。負責這些任務的部位就是我們具有良好功能的腦部，換句話說，腦部就是生命中樞，也是心靈活動的中樞，亦即所謂「心之所在、靈魂之所在」。身、心、靈的困擾，都和我們的腦部有關，因此我們可以藉由身心互動法，強化腦部的功能，進而用意念改善身體狀況。

個案：不明原因的耳脹和暈眩

才二十出頭花樣年齡的怡君，卻已經歷人生的悲苦困頓。

在一次遠行回來之後，身體開始出現症狀。剛開始時，她感覺腦袋沉重，接著頭暈現象越來越明顯。每天早晨起來時，四肢無力、耳道有充滿壓力的腫脹感。當她說話時，感覺耳朵裡隆隆作響，甚至像汽車的嘈雜聲，還會有暈眩現象。

怡君在住家附近的診所，先行處理頭暈到無法坐車的困擾。當頭暈情形稍微改善後，她前往醫學中心做進一步的診治。電腦斷層檢查的結果，顯示結構沒問題，診斷的病名是內耳淋巴管水腫。現代醫學認為，內耳淋巴管水腫是內耳淋巴管膜滲漏引起的，因此醫生開藥讓她服用，以消除水腫。但腦袋沉重、耳朵氣塞，聽到車子移動的聲音就頭暈的情形依然存在。

於是她來找我看診，期望找出解決的方法。

標本兼治，解除壓力傷害

從身心互動學的角度來說，能量不滅定律是解決問題的重要法則。這些淋巴管水腫的現象，是壓力過大所造成的。壓力過大是負能的累積，要處理內耳壓力太大，必須標本兼治，一方面要減少外壓，一方面要排除外壓。

我告訴怡君她需要練習「迅速進入覺知法」和「身體觀注法」之外，還要練習「全身能量灌入法」。每次吸氣時，想像粉紅色或是紅潤顏色的能量，源源不絕的灌入頭部到內耳；每次呼氣時，將那些不舒服的感覺隨著呼氣離開。

一到兩個禮拜後，她漸漸的能夠坐車，聽到車子奔馳的聲音，也不再有暈眩的現象。再過兩個禮拜，她感覺耳朵發出隆隆的聲音好了百分之七十，剩下的百分之三十是唯有當心情不好、聽到不愉快的聲音或話語時，耳朵內阻塞的感覺才會出現或是較平時嚴重。

我問怡君：「你是怎樣改善的？」

她回答說，就是遵照醫師的建議，調整起居作息，再加上每天的身心訓練，結果就越來越好了。

再過一個月後，她說耳朵的困擾幾乎沒有了。

身心互動，意念可以調控神經傳導

怡君說：「我發現偶爾自己在說話時，耳朵內好像有東西塞著，並產生隆隆的聲音，我就叫它不要塞，然後耳朵就暢通了。」

我問：「你是怎樣做到的？」

「我叫它通，它就通了。」她如此說道。

以前我曾經告訴她，使用「身體觀注法」可使自律神經安定以克服睡眠障礙，結果她只是將心神灌注在大腳趾上，就安然入睡了。

證諸過去她的症狀，勤練身心互動法的事實，以及現在的感受和具體成果，她無疑是身心互動法最佳的見證者，因此我請她說得更清楚些。

在我的引導之下，她邏輯清晰卻極其簡短地說：「當我耳朵有塞住不通、不舒服的感覺時，我就對著內耳說：要通暢，然後它們就通了。」

怡君的成功經驗，顯示了生物學家布魯斯．立普頓（Bruce Lipton）所謂的「**意念可以改變細胞的狀態**」，以及現代醫學所認定的「**意念可以調控神經傳導**」的說法。

她的經驗，也讓我們見證本書所提的修心功法的有效性和實用性。同時，也使我們更加了解氣功，甚至特異功能的機轉。

修心功法，即修練大腦的方法

人若能不斷善用心性訓練的方法，在心思清明的狀態下，和自己的內在溝通，把正確的訊息烙印在靈魂深處，必然能夠強化、提升整個人的身體、神經、心性的能量和健康。

主要的修心功法有三種：

①迅速進入覺知法

②身體觀注法

③全方位身心修練法

迅速進入覺知法——生命花園冥想法

提升覺知能力是達到心思清明、洞悉事理的第一步驟。有許多方法教人打坐、冥想，也談到不同種類的呼吸，這些方法的終極目標都是明心見性而自在。

任何正性的打坐或冥想，之所以有正面效果，是因為這些方法可以使腦部安定，進而使腦部得到休息和修復，因此覺知訓練是修練腦部清明的重要方式。但是修習有很多不同的方法，也有許多人很難依照以往那些方法修練。這是因為採用以往的方法時，平常沒有出現的念頭和事情都紛紛蜂擁而出，變成胡思亂想，甚至因此自責不專心、怠惰、資質駑鈍，導致效果不佳。所幸，生命花園冥想法提供一種簡單、自然而有效率的方法。

生命花園冥想法的姿勢和步驟

首先，採取坐姿或臥姿。背部打直，雙腿自然伸直，能夠穩定身體即可，這樣可使全身氣血更為流暢。然後進行以下的步驟：

①眼視前方，從五倒數至一，讓眼皮放鬆，然後閉上眼睛。

②從一數到五，告訴自己開始一趟心靈花園之旅。

③想像自己進入花園後，走過小徑、竹林、樹林、湖畔、花叢。

④沿途欣賞五顏六色的花朵。

⑤最後來到樹蔭下的椅子上，想像或回憶涼風吹拂，整個人沐浴在涼爽的氛圍中，心胸開闊、全身舒暢。

⑥呼吸著清新的空氣。讓自己感受純淨的空氣進入鼻孔，進入肺部。然後觀察氣體自肺部、鼻孔排出。

當呼吸自在時，肌肉會放鬆，神經會安定，腦部所有的神經傳導物質就會分泌良好。此時神經傳導順暢，血液循環良好，細胞也會充滿氧氣，於是心靈活動自然清明。當人的心思清明時，人體的感受能力良好，情緒也處於安定狀態。於是感受、判斷、決定的能力轉強，就強化了腦部的功能，使身體構造、功能更加良好。

五分鐘世界更明亮

當要結束修習時，心裡從一數到五：

一、我記住這一刻安定與放鬆的感覺。

二、我感謝有善待自己，使自己舒服與放鬆。

三、我即將結束這一次的練習。

四、當我睜開眼睛後，我就完全清醒了。

五、睜開眼睛。

任何人只要依照以上方法，專心練習五分鐘之後，眼睛睜開時會發現世界格外明亮。此時如果身處戶外，所見樹木會更清新盎然，天空更加寬廣湛藍，即使風兒吹拂而樹枝搖動，內心仍然感覺無比安靜平和。經過長久的練習，腦部的磁場會安定，腦袋也會清明，心緒會和諧、自在。

身體觀注法

這個方法，主要是藉由腦部和感覺神經的互動，以提升感受力與專注力的修練法。它使身體、心理、神經三者各自功能分明，又可良好的相互協調和配合。身體觀注法可以使感覺神經更精準地發現身體的狀況，腦部在每一分、每一秒都處於心思清明的狀態，因而能夠活在當下，念念分明，事事分明。

重點和步驟要點

身體觀注法的重點為檢視身體現象和感受身體反應，其步驟如下：

①先坐正或躺平之後，將自己看作一個整體，吸氣時將氧氣灌入體內，呼氣時，將負面能量、身體的不適排出體外。呼吸幾次，使自己處於安靜的狀態後，將注意力集中在左腳的腳趾，去感覺腳趾的狀況，是冷、熱、鬆、緊？感受是舒服、不舒服？過程中仍需伴隨著呼吸，在吸氣時將氧氣灌入注意力集中的部位，在呼氣時，將負面能量、身體的不適排出。

②從大腳趾開始，依序感受其他四隻腳趾，然後告訴自己的五隻腳趾說：我感受了。接著深深的吸氣、慢慢的呼氣，讓剛才的感受消失，然後自然地呼吸數次，使自己處於安靜的狀態後，再將注意力集中到下一個區域。

③接著感受腳背、腳底、腳踝。每次感受完一個區域後，都如同第②步驟一樣。接著依序由下往上。

④從左腳到左側臀部，再由右腳到右側臀部，自腹部往上至頸部，再從兩手至兩肩，最後自頸部往上到頭部。

⑤接著，呼吸時將氧氣自頭頂百會穴（位置在頭頂正中線與兩耳尖連線的交點處）進入身體，從腳底排除負面能量。

⑥最後，完成身體觀注之後，察覺自己的感受。記住當下的感受，並抱著正面的心態肯定自己、勉勵自己。

小提醒！

練習時機：睡前自我催眠、處理疼痛、修習專注力、練習神經敏銳力時。

全方位身心修練法

練習快速透過意識與內在靈魂溝通，把正確的訊息烙印在靈魂深處，然後訊息就會依內容的性質自動到達相對應的區域，使得情緒安定，理智能夠發揮功能，於是我們就會依照輸入的內容行事，越來越充滿能量，以及安定與自在。

目標、範疇不同，會有不同的收穫

腦是人類活動的指揮中心，掌管著思考、感情、行為、動作、身體各種感覺功能。其中負責情緒信息的主要位置在杏仁核，負責記憶情境信息的是海馬齒狀迴。記憶的具體事件，如事發地點、時間等不會改變，但與記憶相關的積極或消極性質，有時會發生變化。這是因為在「記憶轉化」的過程中，海馬齒狀迴的神經迴路若被激活，並且針對不安情緒，予以撫慰、支持、疏通，意即有正面能量訊息烙印到腦部，導致海馬齒狀迴和杏仁核之間的連接出現改變，就能改善情緒。

依據以上的原理，我們在專心、安定的情況下，對著自己的腦部，告訴它具體的主張和原則，即是本書中所謂「將正面訊息灌入腦部」或「把正確的訊息烙印在靈魂深處」的意思和方法。也因此，將全方位身心修練法的目標，設定在不同的範疇，就會有不同的收穫。

修練步驟

①自我導引——放鬆身心。

②主張的烙印——達成心願、尋找答案、養精蓄銳。

自我導引之後，將正確的習慣、主張、想法或決定，烙印到腦海的短期記憶區內，並且將這些短期記憶變成長期記憶，甚至變成直接的行為或想法。

③自我鼓勵——加強身心互動的力量和成果

當我們完成以上步驟之後，鼓勵自己，使得內在產生動力和方法。

修心功法的功能與適用範圍

- 解除身心的病痛。消除癌症、心血管疾病，以及各種身心疾病、失眠、長期疲勞，減少身體的疼痛與加速疾病的復原。
- 養成良好習慣，用來提高讀書效率和生活品質，強壯身體與成功地塑（瘦）身。
- 產生動力和能力克服人性的弱點，同時培養美德，自助助人。
- 養成看穿世事的能力，做出正確的決定與行為。
- 心想事成。
- 發揮個人的潛力，散發更多生命的光和熱，創造有意義的人生。最後超越死亡，得到永生。

修練要點

練習全方位身心修練法時，如能抱持以下三個正確心態，效果會更好。

①有意願改進自己。認知自己的不足之外，還想給自己機會，用正確的方式提升自己。

②相信身心互動學，意即相信正性的知識。

③每次練習時，就以活在當下的心態面對。

練習時，每一分、每一秒，都專注於自己的身心互動，包括身體、心理的感受。例如吸氣時，觀察空氣經過鼻孔到喉部、氣管、肺部的感覺。自己下指令引導呼吸的動作或與自己對話，非常專心在每一個標的或動作時，就會有更加具體的心得和收穫。

當我們練習功法時，在集中精神的情況下，腦部分泌神經激素使我們安定自在和快樂。此時如果沒有儀器測量，不可能有具體的答案告訴我們荷爾蒙分泌量的多寡，但身體的表現可以證明練習的成果。

最基本良好的感覺，例如放鬆、平靜、專心、舒服，會在不知不覺中呈現。更高層次的狀態表現，如頓悟、免疫力強化、心思清明等，經過長久的練習之後，必然會出現。因此，我們面對修心功法的任何一刻，都必須抱著正確的信念，並且提醒自己：練習身心互動的功法，必然有效，只要持續不輟就對了。

不斷練習，必可成就美好

練習功法時，可能會想著什麼時候才有成果？或是有所疑慮，到底有沒有效果？

從實證科學的角度來看，一旦有練習的想法時，身體就能產生良好的反應。例如：我們不知道泌乳激素什麼時候開始運作，事實上當我們一想到它時，它就已啟動全身細胞、器官、系統，一起行動了。在泌乳激素發揮功能到心想事成時，我們絲毫沒感覺泌乳激素的存在，但事實上它是存在的。

從身心互動法實際使用的角度來看，我們藉由手的收放，只要二十秒就可使情緒安定。或是靜坐五分鐘就會有世界都靜止的安定感。可見只要使用身心互動的方法，必然有所成效。因此只問耕耘，而不必問有無收穫，因為收穫是必然的。

何時會有明顯的效果？

修心功法是直接訓練腦部的一種方法，乃是藉由腦部細胞的強化而產生效果。

細胞的多寡與其功能的強弱，是依循用進廢退的法則；經過越久的時間，用進廢退的結果就越加顯著。

換句話說，無論細胞增減或功能變得強弱都需要時間。依照神經細胞的反應，通常二十一次或是二至三週是一個短期的里程碑，兩個月或六十六次是另外一個里程碑，經過三年或五年則有更好的成果。

越多天，次數越多，讓行為、思想，成為直接反應，就看得到效果。

各位如能將本書的觀念與方法不斷融入腦內，透過這些正確方式和正性的內容，強化我們的腦部，必能成就美好的人生。

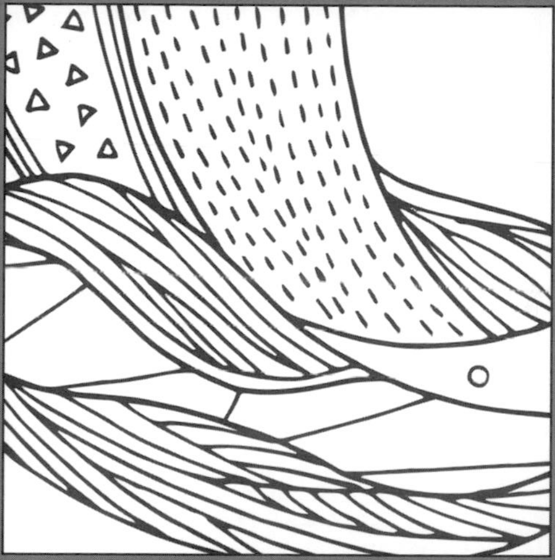

第 2 章

安定與美好
——從焦慮不安的心說起

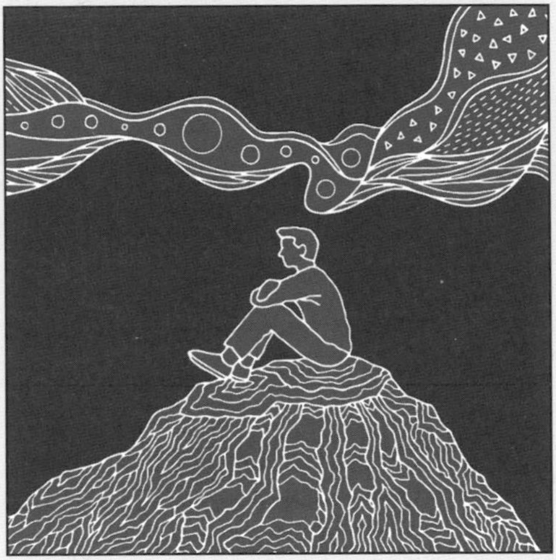

不安是一種負面的能量和感受。要處理不安，固然可以用藥物讓神經安定，但藥物卻沒有辦法讓負面感受從人體消失。

如果只是用傳統的諮商、輔導、安慰、傾聽、開導等各種方式，還是有它們的不足，因為這些方式都是針對意識處理，無法觸動內心深處。若是用收驚、通靈、算命、卜卦、塔羅牌等各種方式，或許可以暫時安撫不安的心，但也可能衍生更多的疑慮和傷害。

唯有採用抒解、釋放的方式，針對內心深處直接溝通，才能消除不安，也才是釜底抽薪的方法。

美好心情與安定的身心

心理的安定和個體生存的安定度成正比。如果個體安定，心理就安定。相對地，心理安定，個體也就安定。人來到世間，必然期望自己處於美好的狀態，但不是每個生命都能順遂如意。我們若是想要擁有一個美好的人生，必先安定內心；有了安定的心，才會有美好心情。

個案：
夫妻不睦、自尊受挫造成的壓力傷

淑惠和先生胼手胝足日夜打拚，事業終於小有成就，但這時先生卻開始找碴、攻擊、嫌棄她。先生說她人醜、心壞，說她笨、說她嘴臭……從她的外表到內心、想法到行為，都可以是他不滿的內容及攻擊的藉口。

這些負面的行為與結婚前充滿關愛的態度迥然不同，淑惠感覺自己一路走來，為這個家出盡心力，得到的回報卻是否定和傷害。

幾年下來，她除了胸悶、失眠、疲憊之外，還自責自己不夠美、不夠好。她極力配合先生而改變自己，甚至做了美容手術，得到的卻是先生的冷嘲熱諷，甚至變本加厲，從分房到分居，最後乾脆到法院訴請離婚。

她對先生的行徑感到傷心失望，在法庭上完全放棄自己該有的權益。這種消極態度，讓法官都感覺到她遭受極大的打擊，建議夫妻回家協調後再來。不過淑惠從法院回家之後，問題仍然沒法解決。

面對事實才是解決之道

也許是法官的好意打動淑惠讓她覺得該為自己的人生負責，更或許是靈魂受夠了苦。某天早晨起床，腦袋出現一個訊息：「婚姻大事不能如此了結。」她心中為之一震，瞬間領悟：面對事實才是解決之道。於是開啟了處理困擾的契機。

受傷的人，長久處於不安的環境，自尊受挫、自信心下降，也就無法發揮實力。因此，她來找我和她一起釐清事情的始末，了解她的個性和想法，以及生活中的資源和困擾，並依她所需要的資訊，輸入她的腦部，使她有克服困難的能力。

在我們的療程即將完成時，她的腦海忽然浮現一個場景：

一個婦人看著窗外，盼望著當年捲款逃逸的老公能出現。那一刻，婦人心想：

只要入贅的老公能迷途知返，一切都可以重來。但一直等到頭髮白了，生命即將告終時，都沒再見到老公。她的靈魂看著整個人生，領悟到光用「等待」面對人生，只會落得一場空。**一個心中沒有愛的人，無法愛自己，更沒有能力顧及他人。**

內心要先安定，才能有美好的人生

在極度專注下，她的腦海出現另外一個場景：

她不幸嫁給好吃懶做的先生，為了家計、孩子，她到市集賣菜，有時忙到很晚才回家，卻還要遭受老公暴力以待。過了幾年，老公酒後溺死溪中，她含辛茹苦地養育孩子。晚年時，兒孫都敬愛著她。回顧人生，她的感受是人要善盡責任，老天都會知道；業報不必等到下輩子，今生就有現世報。

經過身心互動法的訓練後，淑惠再上法院，表現和之前判若兩人。她的勇敢，讓法官不敢相信眼前的女子和上回是同一人。她之所以有不同以往的表現，是因為在接受身心互動法後，喚醒了靈魂自救功能，使得她有所領悟而一再告訴自己：不能任由別人糟踏我過去一、二十年的青春和心血，我一定要爭取應該擁有的權益。

迅速鬆開心結，得到內在的安定

不安，有時來自問題的本身，有時來自我們當下對這些問題的觀點與心態。如果我們的精神狀態、情緒，無法處理最近遇到的挫折或衝擊時，先檢視自己對於這些問題的觀點與心態。雖說真誠的動機可以減少焦慮不安，但很多人即使動機是真誠的，內心仍難免有焦慮，這是因為內心的不安沒被處理。

情緒與生理息息相關

每次我和個案一起解決他們的身心困擾前，我都告訴這些尋求內心安定的人，有關情緒與生理的關連。

神經科學家的研究指出，經由感覺器官所接收到的訊息，會經由兩條獨立的路徑送達神經中樞處理。絕大部分的感官資訊，都是直接傳送至大腦皮質處，再經由與訊息相關的迴路進行分析後，產生合理的反應。而另外一條資訊傳遞途徑則會經由間腦，直接傳送至掌管焦慮、急躁、驚嚇及恐懼等負面情緒的杏仁核，亦即所謂的「情緒中樞」或「恐懼中樞」。這種聯繫十分快速而直接，但常常無法做出正確而精準的處理。

不讓負面不安霸占情緒

情緒，是頭部的理性中樞、情緒中樞和其他身體的部分三者互動的產物。情緒會啟動身體的自動機制去處理外界的刺激或問題，在這個處理的過程中，身體有兩種機制：一種是自動化歷程，另一種是意識歷程。

自動化歷程是由視丘、杏仁核和下視丘參與。此歷程在遭逢緊急情況時，應用自主神經系統會分泌腎上腺素，以及正腎上腺素，產生「戰」或「逃」的行為。但在長期抗戰時，例如長期在壓力大的環境工作，情緒的產生會有內分泌系統的參與，這些壓力或焦慮反應將使皮質醇分泌增加。

意識歷程，則需要大腦皮質的控制和調節，其主要的運作是回饋機制。如果外界刺激不斷，身體就會忙於處理問題。時間久了，累積的壓力就會反噬或過度消耗體能。面對這種狀況，我們可以從身體的症狀，回推負面情緒產生的時間點及事由，然後針對根本問題的來源，找到解決問題的答案。

化解心靈深處不安的方法

首先，檢視現在情緒不好及過去不安的原由，令自己情緒不安的相關人、事、物是什麼？我的情緒是什麼？生氣、難過、委屈、害怕、自責？我有把別人錯誤的語言、行為當成是正確的事嗎？我以前如何處理？我的責任是什麼？現在和未來，我要用什麼方法讓自己安定？

接著，當了解以上不安、無力感的因由，並且明白自己的角色和責任之後，與自己的情緒、理智中樞溝通，就能有正確的心態看待過往的受挫心路歷程，**讓自己的情緒安定下來，也就能有正確的觀念產生正確的言行**。

例如，一個從小就沒有受到父母疼愛和照顧的人，並且經常漂泊寄居不同地方，也沒有得到良好的對待，成長之後心裡必然充滿不安和無力感。

當他明白從小沒受到妥當照顧不是自己的錯，以及小時候沒能力照顧自己是合理時，他就不會以別人的不當言行來自責。但「沒得到該有的照顧」的不安感必然一直存在腦部，因此透過和內在對話的方式，使理智中樞了解成長後的他已不是過去毫無能力的孩子，情緒中樞就不再有如以前未經檢視時那般的強烈反應了。

最後，人在遇到外在刺激時，必然會有情緒反應，甚至瞬間表現出不成比例的不安，因此平時就要記住下述有關遇到難題或難關時的正確觀念，使自己具備正確的心態及熟練的處理技巧。

平常需要謹記的行事法則

①告訴自己：問題的產生都是合理、必然的，重點是要解決眼前的問題。勇敢面對自己的需要，設定真正想要的目標，就目前的環境、狀況、資源，發揮自己擁有的能力。

②處理別人不當行為，最好的方式是「為自己而活，使自己能夠活得好，發揮自己的價值。不要讓別人的不當行為壞了自己的心情，而要把別人的不當言行當作「提醒」，提醒自己朝正面方向前進，不要拿別人的行為當藉口。

③面對事實，即早處理，必能減少痛苦和損傷。按照自己的實際能力來要求自己，不要對自己定下過高的期望，以免更大的挫折和失望。

④待人厚道，處事精明。心存善念是對的，但一定要清楚區分因果、是非、善惡。才不致落入明明知道應該如何、能夠如何，卻沒有採用有效的、正確的方式來解決問題。

⑤做人踏實，以直報怨，以德報德，目標是雙贏。正確的對待可以趨吉避凶，才不會成為別人做惡的幫凶，也才能得到更大的能量。

安定情緒的重要提醒

①記住信念：只要自己是一個活著的個體就有存在的價值，不容別人否定自己存在人間的事實和權益，包括生命和安定感。

②提醒自己：做事要考慮後果，不然做了比不做還慘。一定要負起責任，管好自己的情緒，而且清楚知道當下自己的情緒和處理情緒的方法。

③受傷者若一直因為他人無能、無知的不當行為而生氣，是二度遭受傷害。因此要提醒自己，不要用別人的不當行為來傷害自己的心情和健康，並且與他們保持距離，以策安全。

④只相信好的語言，相信可信賴的人。好的語言指的是立意良好、內容真實、用字正確的話語。而可信賴的人，指的是懷有真誠善意的心，而且具有良好德行的人。相對地，不要相信不可信任的人的語言。

⑤不可信任的判斷標準是：嘴巴說是愛，行為卻是傷害的本質和結果。不可信任的人的特徵是：不知道「尊重」為何物，或是人生的字典中，沒有「尊

重」兩個字。

⑥我們可以希望能量不足的人（包括缺德、無知的人），會有趨善轉正的一天，但也絕對不沉溺於幻想中，相信這種人會自動變好。對於能量不足又不可能自行改變的人，必須要有個方法，亦即形成一種「形式比人強」的狀態，才能迫使他們面對事實。

⑦用正面的心態、建設性的方法，盡力而為，就會安心自在。告訴自己已經用當下最好的選擇和方法了，擔心也無濟於事。因此放下憂慮的心，把生活焦點放在下一個目標上。

了解壓力，和焦慮不安說再見

與腦部對話時，人的意識部分必須先了解要傳達的內容和含意，腦部的情緒或理智中樞，才能吸收及消化要烙印的訊息。本書中所謂的理智中樞，泛指整個頭部，情緒中樞則主要針對杏仁核的位置。

以焦慮不安為例，必須清楚知道，從最近到最早讓我們焦慮的相關事件。因為最近的事件顯示不安的引爆點，最早的事件顯示負面情緒形成的根源。所以要了解最近的引爆點是什麼？最早形成負面情緒的根源是什麼？在了解原由及因果關係後，將以下的訊息反覆烙印在腦部，轉化成短期記憶和長期記憶，於是就能產生良好的行為和情緒。烙印的方式如下：

烙印正確訊息、安定情緒的方法

對著位於眼睛後方約五公分處的情緒中樞——杏仁核，反覆告訴它：

①過去的壓力、挫折、不安都發生在過去，它們都已經過去了，我不會再讓它們發生了。

②我不是過往的自己。不會再輕易受到別人不當行為影響我的情緒了。

③遇到新的刺激或困擾時，可能產生類似過去不安的情緒，這些不安是一種提醒，提醒我要用正確的心態面對當下的問題。

而要有良好行為的方式，則是對著自己的腦部，反覆提醒自己：

①宇宙一直在變化，再大的事情都會過去。
②我不能控制他人，但我可以決定自己。
③我無法一切順利，但我可以事事盡心。
④我不能改變事實，但我可以改變結果。
⑤我無法改變過去，但我可以改變未來。
⑥我不能確定未來，但我可以把握當下。
⑦從現在到未來，我用全新的認知和方法去追求快樂的人生。

淨化、排除負面能量法

閉上眼睛，深深的吸氣，慢慢的呼氣，想像自己就像鯨魚一樣。每次吸氣時，想像正能量以及氧氣進入頭部及體內，每次呼氣時，想像二氧化碳和不舒服的感受，都從頭頂排放出去。

透過這種不斷呼吸的動作，經過三分鐘或五分鐘之後，頭部的不舒服就會減輕，甚至消失。持續地做，會讓腦部更加輕盈自在，這就是排毒淨化。

安定內心、克服焦慮的方法

人要活得安心，先要知道什麼事影響了安定。了解並處理自己存在焦慮、不安的源頭，才有安定自在的狀態。不安的表現：輕者如急性子是不安的外現；重者如暴怒、發狂、完全失控。要處理情緒不穩，可分成表層和深層的處理。

當焦慮、不安感突然湧現時，怎麼辦？

當遇到讓自己緊張、畏懼的人事物時，情緒難免會焦慮，狀況輕微者可從表層來處理，運用「迅速處理壓力的方法」和「心理建設」安定心緒。步驟如下：

①先運用「迅速處理壓力的方法」，最起碼做三次，待情緒稍微安定後，針對當下情況予以處理。

②若有過度情緒反應時，就要馬上提醒自己的情緒中樞。讓目前的景象或情境與過去的事情脫勾，或中斷兩者的連結。

③活在當下，專心致力於眼前的任務或目標上。

例如，當上司在眾人面前，疾言厲色地指責你時，你看著行為不當的上司，告訴自己：當眾不當行為的人是身為主管的他，他是一個不安，又無法妥善自我管理言行、情緒的人。我不要去挑釁他的不安，我要給他下台階，免得他更失常、丟臉而不利於我。

事後，告訴自己：我要適時去溝通、表達。我發揮自己的優點，將我原本就具有的能力表現出來就可以了。

再例如，情緒失控的人，往往不敢面對看到他失控的人。要解決心中的不安，就先在事前做好心理建設，撫慰自己，告訴自己正確的訊息：有關受挫、哭泣、情緒失控……的狀況，就像感冒一樣，只要是人都難免會遇到，不必自責、不是恥辱、不須丟臉。

有了心理準備面對外在環境時，心情就會輕鬆、自在了。

要如何從根本著手，使焦慮與不安完全消失？

情緒起伏大，焦慮、不安的狀況嚴重者，除了以前述的表層處理之外，還要從深層來克服，才能標本兼治。深層的處理法需從腦內的理性與感性平衡來解決，以下介紹兩種「平衡理性與感性的腦部迴路處理法」，說明如下：

平衡理性與感性的腦部迴路處理法A

藉由觀察和分別心中的活動和景象，練就敏銳的判斷力而能了解人生的本質，進而成就自己的智慧。方法與步驟如下：

①閉上眼睛，打直身子，開始「自我導引」。

②當完成「深化肌肉放鬆」的步驟後，將問題或主題呈現在心中。

③把自己的情緒和引起自己負面情緒的人、事連結，給彼此表達、陳述的機會，把想說的、從來沒有說出口的話，告訴對方，使彼此能夠互相了解、彌補遺憾、宣洩情緒而達到心靈的安定。

④然後，告訴自己：實際人生所遭遇的困擾，無力感、壓迫感來自過往別人過度、過量的要求，都發生在過往，都是過去的事情了。我不再是這一刻之前的自己了。我要保有原本真實的自己以外，我強化我的需要，我會更加安定、自在。

⑤最後，固定結論和感受，以烙印及內化而產生智慧。

平衡理性與感性的腦部迴路處理法B

輸入與主題「內心安定自在」相關的資訊，並感受而內化成智慧。方法與步驟如下：

①閉上眼睛，打直身子，開始「自我導引」。

②當完成「深化肌肉放鬆」的步驟後，以「內心安定自在」為主題，觀察當下身體、心理的反應和現象作為練習的內容。練習的方式有兩種：

a.將思想或行為值得自己尊敬、學習的人，或有智慧的人的影像，呈現在腦海中，回憶他們的言行、思想和安定的表現。隨著呼吸把他們的精神、氣度及安定的感覺，化成一股正面能量，灌入腦部。

b.想像一個擁有良心的人，身處美麗的花園中。在陽光灑下，微風輕拂的環境中，不做任何事情，也不做任何思考，只是自然地呼吸，並沉浸在當下的氛圍中，不知不覺間就會神經放鬆，心情愉悅，甚至根本不覺得自己的存在，但又十分安定、自在。

③記住當下和諧、安定、放鬆、清新、喜悅的感覺。有了如此體驗後，精神、靈魂的層次就提升到了更高的境界。

壓力轉化激素的概念

當人面對壓力，又沒有一直處在害怕的情緒時，腦部會分泌壓力轉化激素，也就是催產素（oxytocin）。它有助於減輕壓力及緩解疼痛，喚起知足的心情，減少焦慮恐懼，增加平靜感，和增加信任感。

催產素又稱為擁抱激素，因為它使我們想和外界有所互動。這些互動包括：身體的接觸（例如擁抱、握手等）、社交行為、尋求支持、求助、分享、給予、運動、冥想、從事利他的行為。在這些互動中，我們會產生更多的壓力轉化激素。因而，壓力轉化激素和內心安定形成良性循環。

顯然，我們如何想、如何做，必然影響事情的結果。勇敢的面對，正確的思考和行動，就會有好的結果。因此，如果遇到困難或壓力，我們只要提醒自己「壓力轉化激素的概念」，身體就能夠迅速發動全身的細胞，產生更大的力量以處理問題。

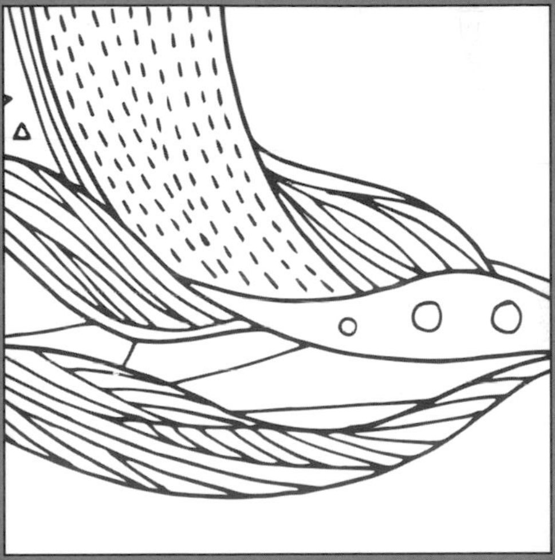

第 3 章

活在當下與掌控生命
——從恐慌症說起

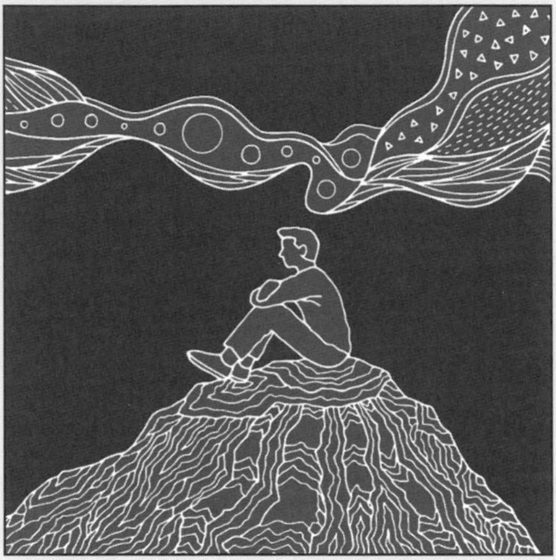

從身心互動學的角度來看，恐慌症的成因和當下腦部磁場的安定度，以及神經功能的表現有直接、重大的關連。唯有了解並處理成因底下的負面記憶和感受，才能使得當下腦部磁場安定，並且能妥善處理當下的處境和狀況。換句話說，用克服恐慌症的原理、方法就能活在當下、掌控生命。

死亡的恐懼排山倒海而來

恐慌症的特色之一是不知何時、何地都可能有突如其來的巨大壓力，令人產生即將死亡或窒息的恐懼感。判斷恐慌症對醫師而言，是一件簡單的事情，但是觀諸現代醫學處理的結果，醫學界認為它是一種慢性疾病，要緩解不難，但復發的機率也不低。換句話說，對某些人而言，恐慌症是一種很難斷根的疾病；但是，如果使用直指人心的處理方式，則會有令人驚喜的成果。

不少人在歷經各種療法後，得到的是更大的挫折、失望和恐懼，這些經驗讓他們在每次恐慌發作時，腦袋一片空白，連醫師教的呼吸法都忘了……隨著負面經驗的累積，更加深了恐懼和莫名的不安……

個案：

恐慌症發作，時刻感受死亡的威脅

志豪是一位學有專精、事業有成的主管，經常有呼吸困難、換氣不良的情形，還曾在某場國際會議上昏倒過。即使住院檢查，仍沒能查到突然昏倒原因。

從第一次出現恐慌症開始，他輾轉身心科門診，歷經幾次更換藥物和不同療法，其中最有效的一次是在長達十次心理諮商之後，心中首次有了輕鬆的感受。但三個月之後，呼吸急促的現象及死亡的恐懼感再度來襲。他擔心萬一自己死了，家人、朋友怎麼辦？也害怕不知何時何地「死亡的感覺」會驟然飄上心頭，更恐懼「死亡」排山倒海而來的氛圍。

事出必有因，但原因不只在當下

聽了志豪的描述後，我開始引導他回溯到最近一次恐慌症發作的場景。

那一天，他因為遭受上司誣陷，擔心可能被逼辭職，心情既鬱悶又惶恐。回到家之後，一時間不知道要做什麼，便到外面跑步。

「跑步時並沒有遇到什麼不愉快的事情，沒想到，當我一踏入家門不久，突然全身發熱，感覺血壓升高，血液灌滿心臟，瞬間呼吸急迫、胸悶，接著，死亡的感覺鋪天蓋地的包圍我，我以為自己就要窒息了。」

為了根本解決問題，在針對首次恐慌症近因處理後，我進一步引導他回溯到更早和恐懼有關的場景。這一次，他想起了他父親。

志豪的父親有心臟病，但因為不敢面對死亡，不肯接受診治，導致志豪時常擔心父親沒有及時治療就走了。同時，父親對於死亡的恐懼，也一直存在他的心裡。

接著，他又想到，小時候有一次迷路，一回到家卻被父親不分青紅皂白地打了一頓。當時他小小的心靈充滿委屈、害怕，因而對情緒和情感表達有許多壓抑。

了解成因，解開癥結

記憶回溯到志豪最早有關恐懼的場景，他想到三歲時，正在穿越馬路，不知何故被車子撞到，只記得自己飛到空中的一小段記憶，以及躺在醫院病床上，父母擔心的表情。這一切，尤其是對於死亡的恐懼，都在志豪的心中種下了恐慌因子。

從小到大一路走來，志豪的理性承自父母的愛；父親的過世，使他失去證明自我存在的機會，也引發他希望的幻滅。對他而言，死亡意謂分離、失落、終止和失敗。因此，當他看到、想到，或是感受到自己有可能受到威脅時，例如失去工作、生病、行為受迫、行動受限時，就會牽扯到過往的恐懼，而激起了與當下事件不成比例的強烈恐慌反應和現象。

在今生的回溯後，還有一些時間，為了更完整地了解他恐慌的相關因素，我讓他腦部的頻率自由發散，結果他的腦海出現古代東方的場景。他是一個深受長官器重，部屬愛戴的將軍。有一天，他帶領部下攻打敵軍，出發前長官一再叮嚀務必小心，他允諾，並懷著為戰爭而生，為目標而努力，無所畏懼的心出發。但一上戰場，卻因急於建功，疏忽了敵人的埋伏，而被亂箭射死。死前一刻，看著遠山白雪，仰望天空，他幡然了解：戰爭是使命，過程必須全力以赴，但也要妥善保護自己，何況戰爭必然有損傷，暗箭更是難防。幸好自己本著初衷，已經盡力了，因此面對死亡時，內心毫不畏懼。

那一刻，我要他回顧那一世，並且問他：「你的感受是什麼？」他說：「原來死亡、分離、失敗都是生命的一環，死亡就是往生。過去的都過去了，未來則是自己展現能力、實現夢想的時空。」

處理問題有一個簡單原則，那就是「解開癥結」。一旦了解了恐慌的成因，並對著情緒中樞溝通之後，充滿恐慌的人，便能擁有清明的神智以及勇氣和力量，面對存在的事實，進而能夠處理生命的課題。果然，在結束深層溝通時，他的回應顯示他了解這些改變，而得到有如重見生命曙光般的希望和放鬆。

感性與理性vs.恐慌與死亡

恐慌症的成因是感性和理性失衡，同時其症狀和死亡有直接關連。

理性指的是人類能夠運用理智思考的能力，因此，理性的特質是依道理行事。它提供使事情有效率和成功的方法，這些與名、利、物質的收穫有關。

感性指的是人類對於事物有一種直覺的情緒能力。因此，感性的特質是，依情感、情緒決定行事。它提供存在的溫暖和安定感，這些與情感處理、情緒管理的能力有關。

理性與感性保持平衡，人的身心就能和諧。若是理性過強，感性相對脆弱，人就會在乎得失，進而累積壓力，破壞了生命存在的安定和平衡。

恐慌症發作時，發生的事情或狀況可能看似無關，但為什麼有時恐慌的表現會非常強烈？那是因為當時發生的事件與得失、成敗、死亡、分離、存在有關，它會刺激腦部，引爆過往與上述因素相關的事件所累積的不安。當下發生的事件就像一條導火線，瞬間引爆過往恐怖的經驗和感受，產生巨大的爆炸和傷害。

志豪和許多來找我的恐慌症病人一樣，都曾經以傳統的方式處理恐慌症，但症狀依舊，當他們接受了身心互動法，在大約四小時的語言溝通後，宛若重生。

身心互動法，擴大自己的正能量

身心互動法之所以有效，是因為採取直接面對內在溝通的方式，把引爆事件和過往事件分辨清楚。然後針對過往的負面感受，進行排除負能量的步驟，使腦部的情緒中樞安定，同時，釐清理性及感性不平衡的原因。因此，之後一遇到外在刺激，理性和感性中樞就能保持穩定和平衡狀態。

再加上於身心互動的過程中所得到的領悟、學習到的方法，以及個案本身在經驗了好的、成功的、快樂的經驗和模式後，便可以成功地處理可能引發恐慌的事件或因子，此後就不再有恐慌症的困擾了。

志豪在深層溝通的兩個月之後，和我分享他的經驗。

「上次深層溝通之後的第四天半夜，我突然從夢中驚醒，死亡的恐懼剎時出現。就在我意識到恐慌發作時，我告訴自己『姜醫師說，負面的事情都處理過了，恐慌症不會再發作了。』那個瞬間，心情整個安定下來。接著，我使用姜醫師所教授的呼吸法，很快就舒緩放鬆了。」

他並且告訴我：「曾經有次搭乘飛機，在機艙門關上的一刻，我開始恐慌，並且堅持下機；雖然當時把場面鬧得很難看，我還是下了飛機。可是，自從我接受身心互動法之後，搭乘飛機的恐懼竟然沒有了。」

實際上，我在處理恐慌症時，根本沒有時間協助他調整搭乘飛機的恐懼，為什麼他連搭乘飛機的恐懼也消失了呢？

這是因為他具有相信知識的能力，再加上他不斷地消化和練習身心互動法，得到的正確觀念及方法，因而擴大了自己的正能量。

克服恐慌：活在當下，掌控生命

如果我們有好的身體，但感性和理性不平衡，必然會影響身體的表現。以恐慌為例，我們的記憶可能忘記過往的創傷或負面的事件，但是不安的感覺其實一直存在。因此，一旦受到新的外在因素衝擊時，理性和感性的不平衡所引暴的恐懼、不安就剎時出現。唯有處理當下的突發狀況及心靈深處的負面感受，兩者兼治，方能完全地解決驟然而至的恐懼。

感到不安時的定海神針：心鈴法則

當一個人看到、想到、遇到特定事情和情境時，就可能激起情緒中樞或相關組織產生不安的表現。要處理這些不安所衍生的問題，需要即時使用「心鈴法則」。

「心鈴法則」是指我們一有不安的感覺時，腦部馬上要有一個提醒的訊息：

①我在做什麼？

②現在我該怎麼做？

恐慌症突然發作怎麼辦？

運用心鈴法則後，隨即專注於眼前的狀況，逐步解決當下的問題。

①首先，使用「迅速處理壓力的方法」（參見０２０頁），使情緒稍微安定之後，觀察自己遇到什麼事情，身體是否受傷，身處環境是否安全。

②接著處理當下的狀況。

③如果當下狀況已經解決，或已確定眼前沒有需要處理的事情，但仍有情緒過度反應時，馬上提醒自己的情緒中樞：過度反應都是過去的事情挑起的，那

些都是過去的事了。如此就能讓當前的景象或情境與過去脫鉤或中斷。

④然後，深深的吸氣，慢慢的呼氣。每次吸氣時，想像及感受氧氣、能量進入體內，每次呼氣時，想像及感受胸部緊迫、不適的感覺排放出去了。

⑤持續做第④步驟，不知不覺間、不適感漸漸減少，呼吸慢慢恢復正常，心情也就放鬆自在了。

以懼怕搭乘飛機為例：

①針對眼前的事情去處理。例如坐飛機時，遵守飛安規定將安全帶繫好。

②如果有些微不安，就檢視自己是否沒有做好該做的事情。然後，告訴自己和飛行駕駛在同一架飛機上，他一定會讓飛機安全到達，不必擔心。

③將心思放在妥善利用時間上，或是享受機上的悠閒時光。

④秉持「活在當下」的原則，自然就悠然自得了。

要如何從根本著手，使恐慌感完全消失？

如果光是處理當下，沒有解決心靈深處的負面感受，以後每一次遇到與生存有關的外在刺激時，必然還會產生巨大，甚至更大的恐懼感。因此，平常就要熟讀並消化書中談到的知識和技巧，並使用「平衡理性與感性的腦部迴路處理法」（詳見第054頁），使大腦不致於輕易受到刺激。如是，恐慌感也就不再出現了。

此外，由於恐慌的人對於壓力特別敏感，「當真↓真做↓成真」的壓力處理法，適用於所有承受過多壓力的人，當然也適用於恐慌症者。

現在的科學已經驗證，當想完成一件不易的事情時，我們告訴自己真的可以完成，接著認真去做，結果就會如願。這種「當真↓真做↓成真」的關鍵，是因人體有睪固酮，它可提升注意力、記憶力、抽向思考能力，同時增強信心、動力、勇氣。

當我們透過開放又充滿活力的肢體語言，表現在姿勢和表情時，例如穩定地站著，或挺直腰桿地坐著，或運動時，心裡想著自己會成功地達成目標，然後在付諸行動的過程中，荷爾蒙就會發揮作用，達到目標。

因此，**想要美夢成真，可以藉由「當真↓真做↓成真」的方式，經常鼓勵自己**，或對著鏡子，尤其是要開始做一件事情時，給自己肯定的表情或成功的手勢，並告訴自己：「你很棒，發揮你的優質，必然會更好，集中力量處理當下就可以了！加油！」或是告訴自己：「一時的挫折，不是永遠的失敗。困難與壓力，只是生命的提醒。努力付諸行動，必然會有轉機。走過困頓，就能成就美好人生。」

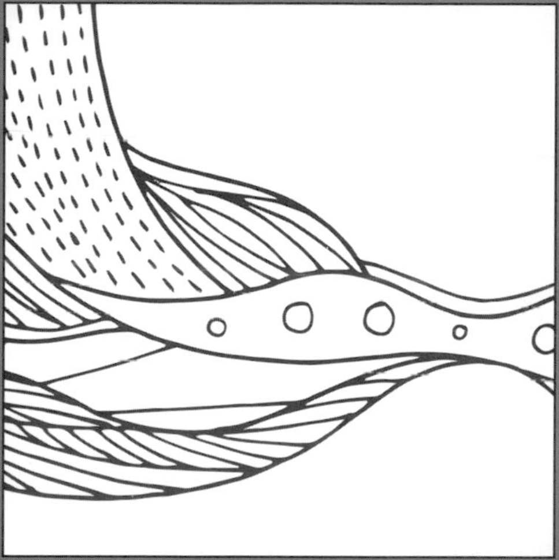

第 4 章

鬆開糾結，自由自在
——從強迫症說起

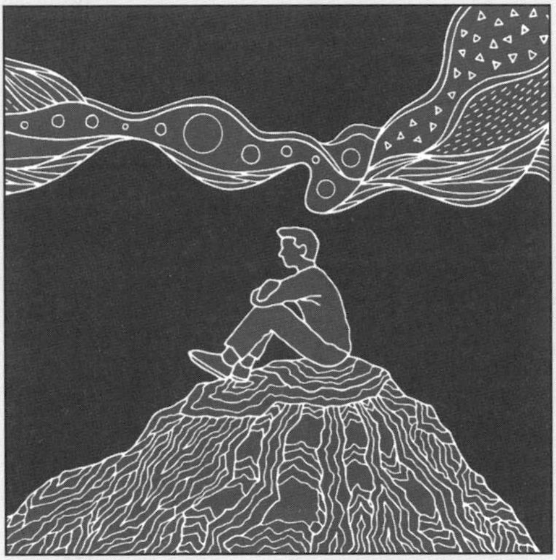

人要擁有自由的先決條件是盡力完成自己該負的責任。在不侵犯他人的權益，同時又盡力完成自己該負的責任之後，才有依自主意志而行動的權利，也才會快樂。相對地，如果承受了不屬於自己的責任，自主權沒受到尊重，就沒有自由和快樂可言。

有強迫症的人是責任的奴隸，充滿許多自責和無力感，而無法自由。用克服強迫症的原理、方法就能克服自責、無力感而自由。

無法停止強迫性反覆思維的苦惱

如果大腦調節思維的功能失靈，表示腦部神經打結，因此產生反覆的思緒或行為。此種調節功能出了狀況，若是症狀嚴重沒有處理，通常會越來越麻煩，最後可能大大影響一個人的學習能力、工作表現，以及日常生活。

身心互動學提供了別於傳統而有效的處理方式，因為它讓人重新走入過往生命的軌道中，使得超意識在精神的高處看清了生命的本質。再加上宇宙中能量的加持，使每個人都可得到生命的解藥，而強化一生的幸福。

個案：

你不要一直這樣想就好了啊?!

某日承恩到外地出差，夜晚一個人躺在旅館的床上，煩悶地直想著自己說話的聲音是不是很娘？會不會因為同學的笑鬧而真的變成男性學長的愛人？想著想著，腦海突然出現了鬼魅的影像，雖然他知道那不是真的，但心情既低落又困擾，更不安。他想驅除腦袋中那些反覆出現的念頭和聲音，於是用手敲著頭，不知怎麼回事居然弄得頭破血流，等到他神智清醒時，已經躺在醫院的精神科病床。

住院之後，醫療人員極力幫助他，讓他覺得好多了，但是他心裡還是有許多的擔心，所以提出想找心理諮商的請求，但當院方要幫他安排時，他卻又說：「還好，還好，我沒事了。」

之所以如此出爾反爾，是因為每次會談時，醫師跟社工師都告訴他：「你就不要一直這樣想就好了啊！」在那個當下，他都覺得「要是能夠控制自己的思緒，我也不會來到這裡了……」因此，他認為醫師跟社工師幫不了他，希望出院後能夠得到其他的心理治療。

自傷而不知，誰能救我？

承恩住院期間，看了潛意識的書籍，書上說潛意識不是意識所能控制的，這使得他更明白壓抑逃避無法使「那個」（不敢觸及的人事物，例如同志、性愛、媽寶等相關字眼和事物）消失。

他內心想著：難怪我安慰自己，即使「那個」真的跑出來也不會怎麼樣，可是還是會一直擔心「那個」會出現腦海，更擔心若是自己與最在乎的爸爸、女友說話時，「那個」又出現怎麼辦？

在病房裡的閱覽室，他看到有幾本書提到催眠可以治療內心莫名的恐懼，於是心生意念，開始尋找這類的療法，然後找到了我。

為了處理不安，我和他一起面對他的困擾，開始生命回溯之旅。如同我一向依據能量理論處理問題的方式，**先了解表面癥結底下負能的來源，並將它排除**，因此，我和他先回顧最近發生的事件。

他說在頭破血流之前，已經接受了四個月的電話線上診療。當時那位醫師用錄音的方式進行線上身心診治，剛開始他聽了覺得效果不錯，可以得到安定，但是一、兩天過後，又有許多擔憂，擔心自己不是正常人、擔心自己很娘、擔心回復不了以前的健康狀態……結果，所有的線上診療，以及每天家人、女友的關心打氣電話，都無法撫平他的情緒。

對自己要求高，害怕讓別人失望

在受傷的前幾天，他停止了線上診療，原來他最後一次收到的線上訊息是：「這樣的診療根本沒用，如果你不正視自己的問題，像死豬一樣要讓我拖著，我沒有空理你這個媽寶……」

他聽了這些話之後，受到極大的衝擊，再加上離家後有更多的孤寂和不安，因而引發了那天頭破血流，自己卻一無所知的狀況。

其實回溯到更早以前，在線上診療的前半年，他已經看過兩位身心科醫師，醫師的診斷是強迫症（OCD），而強迫症發作的起始點，是在看醫師之前的四個月。起因是當時同學笑鬧地說他是「男性學長的愛人」，此後他就十分在乎別人對他的評價，對於很多字眼都相當敏感，例如：娘、男同志、學長的名字等。這個事件導致他對自己的存在充滿不安，也害怕聽到、想到、提到相關字眼。

了解表面的原由之後，我和他一起面對他的困擾。從他的症狀對於媽寶、娘娘腔、同志等名詞，及別人的不當語言有強烈反應，可見他對自己的要求高、有強烈的責任感，且不容許自己不夠好，更害怕讓父母失望。

在身心互動法的引導下，他了解了症狀的原因，也完成了和父母的心靈溝通，並獲得與自己及與父母的和解。過程中，他聲嘶力竭地透過語言和淚水，排放這輩子的負面情緒。完成回溯之旅後，他的表情輕鬆，整個人和四小時前的他簡直判若兩人。

當晚他的家人說，他的言談舉止，讓人覺得他已經恢復到一年前活潑開朗的大男孩模樣了。

形成強迫症迴路，進入惡性循環的苦境

有強迫性思考的人，會藉由反覆的行為，減低大腦失調所帶來的焦慮，這種應急卻無法解除問題的方法，更加強了強迫性行為。在如此情況下，每一次遇到外在刺激時，就會引發強迫性思考或強迫性行為。強迫思考或行為不斷地重複出現，進而形成強迫症的迴路，以及腦部處理壓力的錯誤模式。

強迫症是因為受到外在刺激，帶來過重的責任感及其他負面感受，而引發腦部功能失調。這些負面能量和感受，包括：害怕不被肯定、自己不夠好、改變、失控、健康受損、骯髒、失敗、分離、死亡等。

現代的腦部科學研究結果指出，強迫症病人的大腦尾核（caudate nucleus）與前額葉基底區（orbital frontal cortex）、基底核（basal ganglia）異常。這些部位在功能正常的情況下，會像守門員般，對於腦中其他部位傳來的訊息，進行檢查作

業。若是這些部位失調、異常，就無法繼續執行它們的任務。

強迫性反覆思維有如失靈的轉軸

正常情況下，當我們將一件事情處理完了之後，那件事情就不再困擾我們，這時大腦隨即繼續處理其他事情。但有強迫症的人，他們的大腦有如僵化的水車轉輪般，無法將想法流轉，思緒因而停在同一位置或事件上，以致造成強迫性思考。

爾後，一旦生活遭遇重大的壓力，就啟動了強迫症迴路，引發強迫症。負面刺激越多，腦部相關強迫症的神經區域的迴路和實體範圍變得更大，強迫症就更加頑強了。如此惡性循環的結果，原本就充滿不安的強迫症病人，更是隨時隨地生活在不安當中。

治療強迫症有許多的方法，包含藥物治療、行為治療、心理治療及外科手術治療等。醫生大多建議服用抗憂鬱劑加上行為治療。大約有三成的病人治療後反應不佳，這群「頑固型（refractory）強迫症」患者，因為疾病而嚴重影響了生活品質。

前述個案的承恩，在前後一年半間，歷經三位身心科醫師門診，以及其中一位身心科醫師的線上診療，但是成效不彰。所幸在最後一次住院治療之後，終於改善許多，但是他的心中仍充滿恐懼。

從內心真正感受到健康成熟的愛

強迫症病人苦痛的經歷，顯示了強迫症的確是極不容易處理的問題。光是服用藥物，效力往往不足，即使再加上對著意識層次的溝通和對話，也無法完全奏效。看著他們的狀況，我感受到的是許多求救無門的生命，以及他們家人，甚至許多身心工作者的困擾。

我深信知識的力量和宇宙的真理，並且見證了這種方法的有效性，因此我將它們融合在一起以處理強迫症。

首先，我從病理學的角度，了解身體出了狀況的區域和原因，再依據臨床醫學及身心互動學的理論和方法，讓他們用正確的心態和方式，面對家人和外在的人事物。

最重要的是，讓他們感受並理解「健康成熟的愛」，因為**唯有「健康成熟的愛」才能夠產生最大的力量**。當他們能從內心真正感受這些道理，再加上直接對著腦部相關部位進行溝通，以及身體力行所學到的方法之後，就能達到安心自在的狀態。

告別強迫症，享受無拘無束之道

人不了解自己，就無法解決心中的疑惑，無法排除負面的情緒。善良的人，往往最容易自責，這些善良的人首先需要諒解的人是自己。容易自責的人，除了要分清事情本質、人我的責任外，還必須經常自我鼓勵，提醒自己。

合理的情況下，受害的人會有憤怒、委屈、害怕或是各種不安的表現，但是有許多人受了別人不當行為的傷害之後，反而責怪自己。這種情緒的表現與受害者過往學習愛與被愛的經驗有關。

壓力越大，壓抑越多，相對地，彈性越少，優點就不容易發揮，而有更多的壓力。當這種壓力持續累積，會有如下的狀況：害怕自己不夠好、害怕自己沒有遵從社會規範、害怕讓別人失望、不能看到別人的不當行為、不忍看到別人受苦，因而對環境、外在的變化過分敏感。

最後，這種情況充斥在生活中，從起居作息到人我互動，以至於過度要求自己、過分在乎外在的因素，包括遇到的人事物、環境，而影響自我控管的能力。

人我各負己責，是鬆解心中糾結的重要步驟

將正確、積極、富有建設性的想法置入腦部，會有如灌入大腦營養素般產生智慧。因此，經常用以下的話自我鼓勵、提醒，可減少莫須有的責任感和過度自我要求所帶來的壓力。

- 我來到這個世界，是透過學習與實踐，以圓滿自己的人生。這世界並不完美，人也不可能完美，不要期待自己完美。
- 每個人都可能犯錯，重點是犯錯之後，要勇於面對並盡速改正錯誤。
- 我不要用以前不好的經驗或別人的錯誤所產生的結果，責怪自己。
- 今天如果是別人遇到同樣狀況的話，別人也同樣不容易做好，甚至更慘。
- 事情的發生，都有它的意義。即使是犯錯，也是提醒我要用正確的心態和方法去處理。
- 每天都是新的一天，每一天都是圓夢的時間和空間。我要把精力放在目標上，而不是讓自己一直陷在懊惱、悔恨中。

自由自在的良好根基和步驟

每個人都應該擁有自由，因為生命本來就需要自由，而且沒有人有權剝奪別人的自由。但自由若沒有好的根基，底下是虛空的，人就會有如遊魂，表面上擁有自由，實際上充滿不安。有強迫症的人，因為勉強承擔不該負的責任而充滿不安，也就無法自由自在。因此，要能自由自在需要良好的根基和步驟：

・洞察問題，釐清迷思：了解症狀及行為背後的原因。確認人、我的責任是什麼？我受夠了苦嗎？
・藉由正確的認知，以及負面情緒的宣洩，使得個體安定。
・發現個體的潛在力量，了解自己的優點、成就。
・把領悟和現實生活做個連結，不斷地加強和改進處理的方法，產生正確的行為，也進而強化人格。

除此之外，還必須遵守以下幾個原則：

①不管外在狀況如何，提升自己是永遠的目標。
②活在當下，只專注在眼前的任務上。

③懷抱希望，永不放棄。

④朝著目標，付諸行動。

⑤重新檢討上述步驟的結果和效果，體認過去的努力，然後將成功的經驗及領悟記錄下來，不斷地勉勵自己。

正視需求與善待自己

人活著，要透過不斷的學習才會茁壯成長。生命過程中必然會遇到意外或閃失，因此一定要經常提醒、安慰和鼓勵自己，讓自己更穩定。以下是強化心理建設的具體方式和內容，它分為行為和情緒兩個部分：

■要有良好行為表現的方法，是對著腦部反覆提醒自己：

①愛自己的原則，是正視自己的需要，並且訂定合理的目標。

②遇到狀況，就採用此時此地的處理法：把心力專注在眼前的事情上，針對當下的任務和目標去完成。

③接受自己身處的現況，接受自己的不完美，接受自己的不足。遇到困難，是

一種提醒，提醒我要正視並處理它；積極尋找解決問題的方法才是上策。

④我要善待自己。我用別人的不好行為，提醒自己不要如他們一樣。並且提醒自己，不要因為別人不好的行為而一直陷於不好的情緒中，干擾到生活。**讓自己安心自在，是對待自己最好的方式，也是最應該具有的認知和心態。**

■要讓自律神經穩定、情緒平和的方法，是對著情緒中樞——杏仁核，反覆告訴它：

①過去的壓力、挫折、不安都發生在以前，不會再發生了。

②真正的完美是不要求完美。懷著好的初心，盡心盡力地處理事情就可以了。

③我現在是全新的自己。現在到未來，我用全新的認知和方法追求快樂人生。

放開「強迫」，也放過自己的方法

以強迫症為例，超我的角色是監督、管制。人的超我越強，對自己的要求越高，必然也承受越大的壓力。人所受的壓力越大，越容易受挫，並產生無力感，進而導致腦部迴路的混亂和功能的失常，而產生反覆行為。腦部迴路混亂和腦部所經驗過的負面感受有關，我們要能自由自在，必須強化腦部迴路和功能，以及練就處理當下狀況的技巧。

當一個人看到、想到、遇到特定的事情、情境時，就可能激起情緒中樞，或相關的組織產生不安的表現。要處理這些不安所衍生的問題，可馬上使用「心鈴法則」，以安定自己，並解決當下遇到的狀況。然後平常要不斷練習解決強迫症的根本辦法，同時要經常安定大腦，用正面的訊息撫慰它。

解決強迫症的根本辦法

強迫症的發生，有近因和遠因。近因是最近引爆強迫症的事件。遠因是最早強迫症形成的根本原因。因此有強迫症的人需要溝通、對話的對象，是和近因與遠因相關的人。

首先，用「自我導引」讓自己安定，然後用「冥想」方式自我對話。把自己的情緒和引起自己負面情緒的人、事連結，給彼此表達、溝通的機會，把想說的、從來沒有說出口的話說出來，使自己能夠了解事實、宣洩情緒、彌補遺憾，進而達到心靈的安定。

結束以上內心溝通之後，告訴自己：

人生必然有許多挑戰，也必然有許多衝擊和困擾，我不需要用別人不當的行徑來責怪自己。沒有人是完美的，我不必追求完美，也不一定要去滿足別人的期待。我不再輕易受到外界的影響，我要尊重自己，盡力而為就可以了。

最後在安靜、安定之後，心思清明地記下當下的感覺和領悟。

以上處理腦部神經糾結的內容，對於每一個身、心、靈工作者，以及對自己要求過高、責任心過重的人，都必然有所助益。

腦部神經糾結的表現，意謂相關的神經細胞的體積、分布範圍，以及分泌的神經傳導物質已經有所改變，所以我們必須記住：解放神經的糾結，以及重新建立良好的腦部迴路，需要長久的時間與持續的努力。因此，在這個過程中要隨時告訴自己：**想要獲得健康的身心，必須不斷強化或培養良好德行**，例如：專注力、愛、樂觀、勇氣、智慧等。

務必牢牢記住：雖然在重建腦部迴路的過程中充滿挫折、折磨和艱苦，也不知道何時會改善或恢復健康狀態，但一定要抱著信心和希望，不斷的強化腦部迴路，最後必能讓自己海濶天空、自由自在。

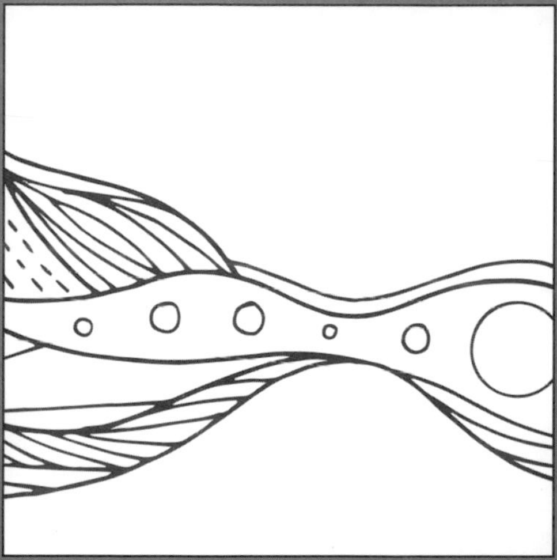

第 5 章

放下與超越
——從轉化症說起

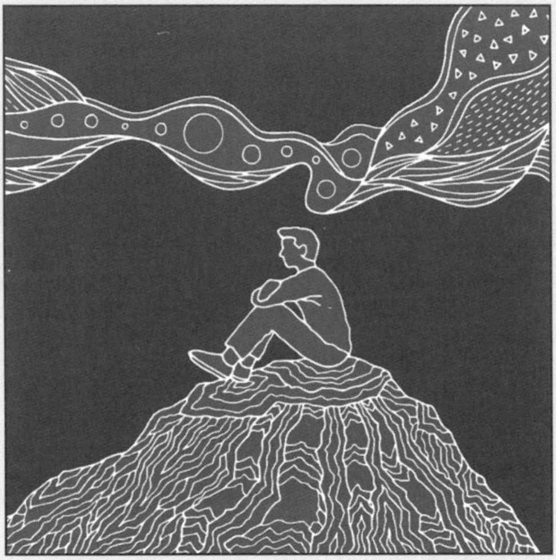

人若受到打擊，導致身心受挫時，經常會聽到的建議是：放下！放下！但卻沒有具體的方法去處理，因此「放下」流於口號，甚至是廢話。

面對困難，我們必須培養出看懂問題與解決問題的能力。必須了解問題表象下的真相，能見那見不到的、聽那聽不到的、知那不可知的底層真相，才能真正解決問題，如此，任何能夠處理疑難問題的理論和方法，才是真理，才是智慧。

轉化症是一個不易解決的問題，能夠解決轉化症的方法就是「放下與超越」的良好模式。

厭食的困擾就此解決

在身心科醫師之間流傳一個玩笑：如果你和哪位醫師有仇的話，就把不想上學的個案推給他（她）；另外，因不想進食導致死亡的消息也時有所聞，可見這兩種症狀都是棘手的問題。要解決問題，就必須了解原因，標本兼治，才能奏效。但有時原因不易查知，治療者要在短時間內處理心理糾結，更不容易。

個案：不想上學，也不想吃東西

詩涵是一個高中女生，近幾個月來一直為頭疼和不想上學所困擾。她的身形高挑，卻顯單薄微駝。近六個月以來，越來越不想進食，越吃越少，一百六十六公分的身高，體重只有三十六公斤。

詩涵晚上不是失眠就是惡夢連連，以至於睡眠品質極差，經常要到中午才能起床，而睡前及起床後又有過度換氣的現象，頭疼不已也讓她很不舒服，所以經常都是白天缺課、晚上失眠。歷經收驚、算命，看了多次身心科醫師，不但無濟於事，反而令她更加焦慮、無助，這些狀況使得她更急切地希望能擺脫這些苦惱。綜觀這些問題，眼前最迫切需要處理的是：不想上學，以及不想進食。

梳理起因，釋出困擾的負能量

對於這種問題，身心互動學提供了好的方式：直接與內在溝通，讓負面情緒離開，並且灌入正面的能量。

事情的起因有三：最近的引爆點或近因、前因和遠因。

在潛意識和意識處於安定和平衡時，詩涵回憶到近因，是受到某位同學的排擠，覺得失落、尷尬，因此不想上學。回溯到更早的高中及國中時，幾次大考的前三個星期就有頭暈、頭痛、心悸、胸悶、失眠的症狀，期間還經常有換氣不良的現象。雖然住院診治兩次，卻沒有查出原因。再回溯到最早的記憶，她說：「打從小學一年級起，每回爸爸教算術都很大聲地說：『怎麼教這麼多次還不會，你好笨！』我很害怕爸爸生氣或不耐煩時的表情、口氣和說話的內容……」

回憶的過程中，她娓娓道出心中的負能，除了紓解不安之外，也找到了困擾的原由。

由於近期挫折和刺激是引發症狀的導火線，沿著引線就得以了解心靈的真正感受，進而知道所有的原因。原來，她之所以有如上的症狀和困擾，表面上是不知如何化解挫折，並參雜著課業和考試的壓力，這些都使她充滿無力感、害怕、壓抑。更深層的原因是：存在的不安、自尊不足、信心不足，以及在乎別人的言行。

利用身心互動法，學會安心自在

處理問題必須標本兼治，因此我藉由身心互動法，排除生命過往累積的負能，並且適時的對著她的腦部灌入正面的訊息。包括：這些困擾並不是你的錯，也不是你笨，而是因為你以前沒有得到正確的指導；從今以後，那些不愉快的事情不會再發生了。

可是面對未來，她必須有正確的方法，以處理外界的衝擊。所以最後我對著她的情緒中樞，告訴她處理不安的方法（參見第2章），並且提醒她：嘴巴是用來溝通、表達，以及品嚐美食的，從此以後你不斷消化和練習今天所學習的內容和方法，就自然安心、自在。

這個年輕的孩子，一下子接收了十幾年來生命的整理，到底收穫有多少？何時看得到效果？其實我無法預測。因為收穫和效果，不單和治療者的能力有關，同時也與受協助者的狀況有關。治療者的能力是常數，其他可變的因子則與決心、安定度、信任度、領悟力、勇氣、困擾的大小等有關。但從她一開始的哽咽落淚到後來聲音的安定和柔和，可以確定她必然有所收穫。

當結束深層溝通時，她眉宇、嘴角的肌肉放鬆許多，臉上的表情也安定許多。

在詩涵離開我的辦公室之前，我提醒她的爸媽，明天不要勉強她去學校，要尊重她的想法，最好休息一天。幾天過後，她的爸媽很高興地跟我聯絡，詩涵回去後的第一天半夜，因為肚子餓就起床吃飯了，第二天剛好放假，她久違地和同學出遊了。

往後的時日裡，經由她的父母介紹來解決心靈鬱悶、心理糾結的人都說：我希望自己能像那個妹妹一樣。

放不放下?!大腦說了算

轉化症之所以會發生，是因為當我們面對外在衝擊時，一旦超過負荷，就會產生壓力。不斷累積的壓力，在找不到良好的方式排解時，就會導致全身充滿負能。當負能卡在身體最脆弱或敏感的部位，或卡在與事件相關的部位時，那個部位就會產生外顯的症狀。這些外顯的症狀不是故意偽裝出來的，而是人類在面對強大的心理衝突，又沒有足夠能力正面以對的自然表現。

轉化症的特徵有：

- 身體的運動或感覺功能受損、喪失或改變。
- 所表現出來的身體症狀，無法以合理的醫學檢查來詮釋。
- 表現的症狀，無法以已知之身體疾患來解釋。
- 症狀初發或惡化之前，有心理衝突或心理需求。

這些症狀或現象可使人免於立即的衝突。同時，人也可由這些症狀或現象，得到關心或受到懲罰。在這種狀況下，身體症狀也能成為一種操縱或索求工具。

因此，這些症狀的出現，代表幾種意義：抗議、逃避、對別人或自己的懲罰或是責備，以及有所要求。可是身體的表現和潛意識的活動兩者關係密切，不是人的意識可馬上了解的，因此，當事人本身並不容易察覺身體症狀和壓力的關連；對當事人而言，這些身體的不適是真實存在的。

治癒的關鍵：處理心底深處負能量和感受

轉化症的症狀與原因，兩者往往沒有直接的連結，以致我們很難從外表的症狀判斷真正的病因。因此，若要確診病因，需先排除器質性因素。

如果是第一次發作，大部分個案都可能是症出有因，查無實據，往往只能得到頭痛醫頭、腳痛醫腳的處理方式。接著在後續的病程中，大約會有四分之一的人，在以後遇到壓力時，會出現類似的症狀，而其出現症狀的時間越長，預後狀況便越不好。若是我們能確定困擾與身體器官之間的關係後，便可以了解表象底下真正的原由，也就可以將目前的症狀和深層的心結一併處理。

臨床治療上，用抗焦慮藥物、抗憂鬱劑，雖可短暫讓症狀消除或緩解，但無法達到根本處理，一旦受到外界刺激時，那些症狀會再度被引爆。長期而言，使用心理治療和認知行為治療才是最佳策略。治療轉化症最大的困難，如同其他心靈問題或情緒障礙般，負面的能量和感受並無法用藥物使它們消失。但是如果採用我一貫處理能量的方式，包含所有科學方法和理論，補充正能量，排除負能量，梳理能量的傳遞，預防負能量的產生，就能得到前所未有的改善或收穫。

大腦的認知和決定，主宰解決之道

很多人在遇到困難並尋求解決之道時，所得到的答覆往往是：「放下！放下！用平常心看待就可以了。」如此說詞根本有如隔靴搔癢，效用不大。實際上，唯有大腦的認知和決定，才具有實質的效力。

在我們的生活中，常可看到大腦說了算的例子。例如有些受傷的人說：「被子彈所傷的一刻，我只覺得有外物碰撞，並沒有其他不舒服的感覺。但當眼睛看到血的時候，我感受到生命受到威脅，才開始有痛感。」

這種受傷和疼痛有時間落差的原因，就是因為大腦是神經中樞，大腦決定了疼痛的感覺。外界的刺激進入人體後，大腦會依據感受的強度而做出適當的回應，也會依據刺激的意義而產生不同的回應。這就解釋了不同的人對同樣的刺激會有不同反應，同一個人也會因事情的意義不同，而有不同的感受及反應。

因此，腦部的狀態和功能才是問題關鍵所在。**依據表面癥結，循著促因，了解事實才是解決問題的王道。**

專注與輕鬆兩者可以並存

要得到一種新的記憶，必須意識清晰、集中精神的情況下才會有所收穫。因為人在專注於目標時，不易分散心力，才會有最大的效率。另一方面，人在處理事情時，抱著安定的心情，才能專注精神。因此，集中精神在眼前的任務上與保持輕鬆的心態，兩者可以並存，而且相輔相成。

關於專注與輕鬆有一些重要觀念：

- 命運提供生命的課題，抉擇提供自主能力的發揮。對準目標，過了眼前的一個關卡，就更接近目標了。
- 一個人在完成一件事情之後，若是感到強烈憤怒或沮喪時，心裡要明白：只要有相對的收穫，付出或是努力都是值得的。
- 不斷的鼓勵自己，告訴自己：人生不可能一切盡如人意，但持續強化、練習使自己有更多選擇的機會和資源，就不會有遺憾。
- 按自己的實際能力要求自己，不要對自己定下超過實際能力的期望，以免帶來更多的挫折和失望。
- 學習有效解決問題的方法，勇敢的面對問題。

・安排時間要有緩衝的餘地。不要把時間表排得太過緊迫，以避免使自己經常處於作戰的緊張狀態。
・要過平衡的生活。適量的運動和消遣，可使人活得健康愉快。
・平時經常練習各種修心方法。

由淺入深！放下與超越的方法

如果內在的負面情緒持續累積，又沒有出口時，即使我們處理了表面問題，以後再遇到類似情境時，負面情緒及反應仍會剎時出現。為了預防或根本消除這些症狀，就要有以下釜底抽薪的方法。

1. 從症狀、表象開始

首先了解表象的呈現和事實，接著從表象顯示的情緒了解人格的特質，自尊、自信和自律的表現，再由人格特質了解人格塑造過程中的事件。了解了事件的近、前、遠因後，就能知道害怕、不安的來源。

2. 釐清目標

近期發生的事件是產生症狀、困擾的近因和導火線，它們即是眼前要處理的第一個目標。而過去潛藏在深處的事及負能，和現在的症狀、困擾有必然的關係，它們是問題的遠因，也是第二個要處理的目標。

3. 釐清並處理害怕

人要解決一件困擾的事情時，會面臨兩個因素：其一是面對事情的心態，另一是處理事情的方法。如果眼前事物令人不安時，神經會馬上以千分之一秒的速度，撩起過去負面的經驗和感受，於是，現在和過去的負面感受就一起爆發，而產生巨大的不安，進而影響事情的處理。

處理眼前的目標之前，先要清楚害怕與目前困擾的關係。接著對過往留下的負面經驗和感受做確認和處理，並確切的告訴自己：過去不安、不愉快的事情都發生在過往，過去苦痛事件產生的負面感受再被撩起，是人類的正常現象，它們不是來搔擾或驚嚇我的，而是提醒我要用安定的心、正確的心態和方式處理問題。

4. 直接對準目標，不要抓著害怕不放

許多偉大的心理學家主張：要讓事情成功，若一直停留在外表的症狀和情緒中打轉，不如對準目標來得有效。這些智者的主張，點明了要能解決問題的重點，是搞清楚真正的目標、真正需要解決的問題，將所有的心思放在達成目標上，不要一直沉浸在負面的情緒中，然後就能順利地處理問題。如果負面情緒偶上心頭，要即時提醒自己把心思放在目標上，無須用負面情緒干擾自己。

以上述不想上學的女生為例，要解決回校的問題之前，她需要被提醒的是：你害怕別人的不當行為，不知道如何處理內心的尷尬，不是你的錯，是因為過去你受到不當的表達方式所引起的。上學時，要告訴自己，最近的衝擊和挫折，就像得到一場傷風感冒一樣，不必覺得丟臉、不好意思。

5. 用對的方法付諸行動

從過去的事件中了解正確、成功的模式，以及錯誤或不足之處，得到達成目標的正確方式之後，必須付諸行動。

行動的過程，最重要的步驟是自我強化。自我強化的內容，首先以眼前的問題

為短期目標，讓自己有能力和方法解決眼前的問題。自我強化的過程中，若能發揮自己的強項，可以更有效率地彌補或是強化不足的部分。

以這位不想上學的女生為例，她最需要得到的幫助或教導是，和同學互動的心態和技巧。

到學校之後，一心要記住到校的任務是求學，本著自愛的原則和同學的互動面對就對了。又例如考試成績不理想，引發害怕上學時，就要針對改進讀書或考試的方法、效率著手。**平時要鍛鍊身心健康並與有能量的人事物**，包括智者、專家、家人互動，**同時也要遠離負面的能量**，例如打著宗教或救世的名義，遂行私欲的個人或團體。

放下、超越、自我強化的配套措施——樂觀

很多勵志的話都鼓勵人要樂觀，可是我們往往無法將樂觀融入生活中，其中的原因與不知道該如何培養樂觀的態度有關。如果我們知道如何能讓自己更樂觀，就會有實質的效果。

神經科學的研究顯示：當人對未來有美好的想像時，大腦負責情緒判斷處

理的杏仁核及吻側前扣帶皮質（rACC）會活化，腦部綜合所有功能會產生神經傳導物質，如多巴胺、泌乳激素、腦內啡，而產生行動的勇氣、力量、希望。

依據以上的理論，可以歸納出樂觀的法則——

懷著正面、積極的心態，看待事物，且時時撫慰、鼓勵自己。

不斷地練習「鼓舞自己」的功夫，亦即不斷的吸收正性的訊息和方法，例如熟讀並消化本書內容。時間久了，樂觀變成一種習慣，也就形成自己的一部分。

樂觀有助於事情的成功，但不是成功唯一的因素。人抱著樂觀的心態時，要注意的是目標必須正確，行事必須務實，絕不能好高騖遠，也不要急著想一步登天。顯然，樂觀還需要有其他良好的人格特質輔助，最直接簡單的方式，是從本書相關的主題開始著手。

因此善用本書各章節所討論的內容，例如自尊、自信、自律、自愛、克服害怕等，理解並學習各種方式：「淨化、排除負面能量法」（見051頁）、「能量灌入法」（149頁）、「美夢成真最速法」（153頁）、「當真↓真做↓成真」（068頁），都能有效幫助自己培養樂觀的生活態度。

疼痛解除對策

身心互動的止痛療法，是根據疼痛相關的神經生理學，透過正性的思想、認知產生力量以治療生理疾病，同時，透過身體行為，讓心理狀況得到改善。

你可以利用以下的幾種方法，面對「痛」、放下「痛」，讓負能量消失、正能量增加。

讓痛減輕，甚至消失的方法

臨床上，疼痛的處理有兩種方式：

①**處理腦部的負面能量**。如果疼痛是精神性原因導致，腦部就會堆積負能量，因此必須針對心理的問題處理，也就是針對腦部因為受到負面事件衝擊，所產生的負能量來處理。例如轉化症的處理即是採用這種方式。

②**著重痛處的處理**。痛感的產生，是疼痛點將訊息傳至腦部，腦部綜合所有訊息做出判斷和決定，然後再由腦部傳達指令至疼痛點。基於這種疼痛的機

轉，著重在痛處的處理有以下幾種方式：認知的改變、疏解法、代替法，以及關注法。

認知的改變

指的是使用想像力直接改變不舒服的程度。例如皮膚灼傷，疼痛難耐時；或異位性皮膚炎者，在炎熱的烈日下流汗、全身濕癢時，想像淋浴清涼的水沖在身體的感覺，於是腦部就會釋放神經傳導物質，改變皮膚不舒服的感覺。

疏解法

運用「自我導引」使神經安定、肌肉放鬆。具體的步驟是：當身體疼痛時，用想像的方式，吸氣時，將氧氣灌注到患處或體內；呼氣時，將毒素、代謝物、疼痛，從患處直接蒸發、消失。如此持續的動作，可使神經安定、肌肉放鬆、疼痛漸減，甚至消失。

代替法

即是用想像的方式，將腦部有止痛功能的神經傳導物質直接傳送到痛處。以經痛為例，首先我們透過自我導引讓心跳變慢、血管放鬆、肌肉放鬆，於是痛感漸漸改善。隨著每次的吸氣，將腦內啡送達痛處，在呼氣時讓疼痛排出。持續的呼吸，讓疼痛的發生越來越少，也讓止痛的效果越來越強，於是疼痛變成不疼，接著心情就輕鬆多了。

觀注法

和〈第1章〉所提到的「身體觀注法」（見031頁）大致一樣，只是這裡的觀注法著重在疼痛的處理。如同身體觀注法的步驟一樣，從左腳腳趾開始，一直到整個頭部，全身每個區域都受到觀注。不同之處在於：觀注疼痛的地方時，我們允許任何情緒、想法自然出現，並且要用格外親切、溫柔及理解的心思看待它們。這種方式的特色是接受疼痛的存在，而不是逃避疼痛或與疼痛對抗，如此我們就能和痛和平相處，痛處也就相對不再引發痛苦的感受。

不斷的練習，可能令人厭煩，甚至生氣，但只要記住「**無論喜不喜歡練習，持續練習就對了**」。因為過去經驗顯示長期練習的結果，既可使負能量消失，同時也累積更多正能量。

專注當下，把「痛」了解分明

關於已知確切原因、又無可避免的「痛」，處理的原則是：將自己與「痛」，以及與「痛」相關的想法分開。處理的方法是：在極度專注下，觀察「痛」的型式。「痛」像什麼？如果「痛」會說話，「痛」會說什麼？疼痛時的情緒是什麼？疼痛時會想到什麼事情？這時的領悟和心得又是什麼？

藉著觀察和感受身心反應，我們聯想到的事情是什麼？從聯想和感受中了解痛的意義、啟示，自己就會將「痛」及想法三者視為各自獨立的個體。於是身體用「痛的意義」和「痛」相處，「痛」被接受了，身體也就放鬆了。時間久了，腦部的良好神經功能相對發揮出來，身體就能處於和諧的狀態。

對於嚴重的疼痛，有時腦部根本無法有任何情緒和想法時，解決的辦法是：首先專注痛的來源或痛處，接著感受痛的強度、頻率和範圍，使自己專注在當下的每一刻。當注意力集中在痛的焦點時，痛處是一個小區塊，於是痛在痛處，而整個人是一個旁觀者，自己全身也就放鬆了。

換句話說，旁觀者的自己只是在觀察著一個位置的狀態：痛是痛，自己是自己，痛和自己整個個體就分開了。隨著當下每一分、每一秒的過去，痛覺分散了，自己也將「痛」處理好了。

面對疼痛，不要把自己當成有疼痛的病人，而是看待自己是一個完整的個體，當下正處於面對疼痛的狀態。**表達疼痛的正確說詞是「我身上的痛」，而不要說「我的痛」**。表達情緒或想法時，正確的說詞是「我經歷了令人不愉快的事」，而不要說「我很生氣」。如此才能**將「我」「疼痛」「情緒」「想法」分開**。

此外，我們也可以對著痛處，告訴它：我知道了！我知道「痛」所代表的意義了！同時，也提醒自己疼痛已經受到注意，所以它已經沒有存在的必要了，甚至直接告訴自己只要身心放鬆，它就越來越不存在了。

以上討論治療疼痛的理論和原則，包含了身、心、靈三種因素引起的疼痛，因此它們適用於所有的疼痛情況。但是對於不明原因的疼痛，則必須了解根本的原因，才能解決問題。此外，由於所有的疼痛都和腦部的功能及能量有關，增強人體的正性能量，自然有消除疼痛的效果。

只要不斷練習書中提供的功法，神經功能必然更臻良好，身體、生活的品質也必然更好。

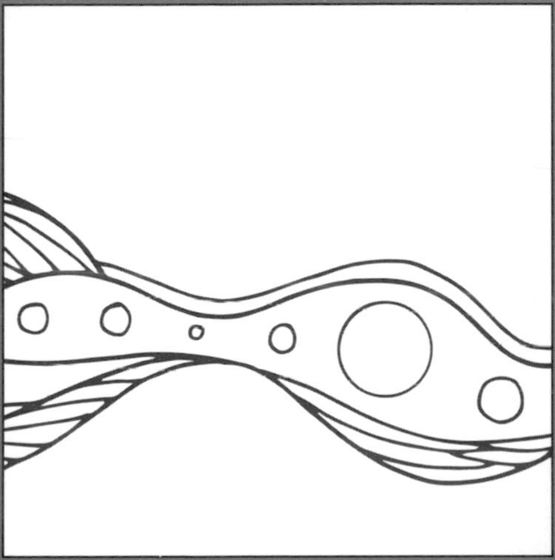

第 6 章

彩色人生
——從良好睡眠說起

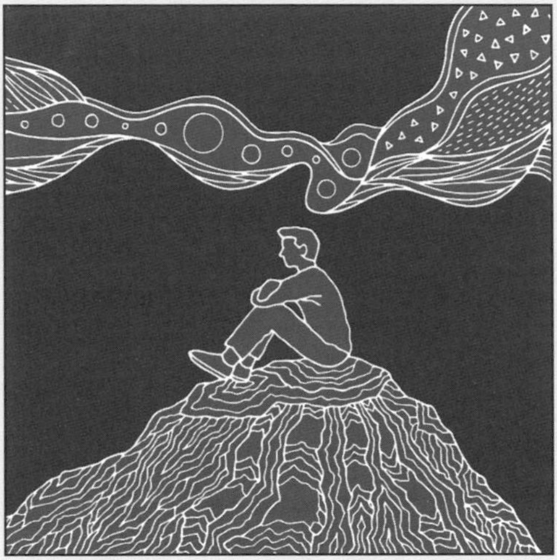

美好睡眠的人生是彩色的；睡眠不好的人生是黑白的。
睡覺是與生俱來的一種本能，理論上每個人都知道如何睡覺。但實際上，許多人的睡眠機制、方法，可能退化、遺忘或受到破壞，因此睡眠變成一種恐怖、害怕、困難的事情，連帶身、心、靈的健康也受到影響。
「如何睡覺」是許多人的人生重大課題，能夠一夜好眠，絕對是失眠者夢寐以求的人生大事。

幽靈鬼魅請不要夜夜來找我

睡眠障礙的原因，不外乎身心靈出了狀況。欲解決失眠問題，最有效的方式是針對「癥結」一一處理，是以身體疾病的部分必須得到治療，而心理的糾結、靈魂的變形，除了藥物外，還需心靈的療癒。在處理人類受到鬼魂困擾的問題上，**真鬼或假鬼不是重點，重點在於疑惑及困擾得以解決**，只要讓人心安自在，就是最佳的處理。

個案：

夢魘糾纏夜夜恐懼失眠

雅婷和許多失眠所苦的人一樣，她嘗試過所有方法，失眠依舊。好心的朋友淑娟了解她困擾背後的特殊原因，就與她分享了曾接受我的協助而克服睡眠障礙的經驗。雖然雅婷渴望像淑娟那樣快快享受好眠，但內心還是充滿不安，因此她到廟裡請示菩薩，結果抽到上上籤，才終於有勇氣前來尋求協助。

看到她的第一眼，我觀察到的是一張蒼白的臉、黯然的眼神、漠然的表情。她向我陳述：

「我睡到半夜時，突然感覺一陣寒氣，讓我不自主地發抖，而從夢中驚醒。在那個當下，我神智恍惚地感受到一個模糊的形體出現在房間一角。

「這個形體不言不語，直盯著我。我在害怕之餘，想看清對方，但『它』就消失了！這種如真似夢的情況，隨著頻繁發生，『它』變本加厲的越來越接近我的床邊……」

生活不如意時，特別容易遇上

聽完雅婷的話之後，我了解了造成她失眠的原因，也見識到人類受幽靈或鬼魂困擾的表情。更切確的說，她的表情，應該就是人在屢次看到鬼魅之後的樣子。

由於人體大腦的可塑性，當一個人在回憶或尋求解答時，腦部細胞就會發動與問題相關的各個區域，同時產生電流，於是組成了完整的答案。所以我引導她到失眠的場景，她的腦海隨即出現那個暗夜裡的形影。

我要雅婷問「它」：「你為何會出現在我的床前，又為何越來越靠近？」

雅婷回覆：只見對方低頭不語，但也沒有任何加害的舉動。

我要雅婷再問：「你有什麼要求嗎？」

結果「它」回答：「我覺得你的環境和氣息經常吸引著我。」

「它」的回答點明了一個事實，每一次當雅停在現實生活中遇到挫折時，當天晚上出現那個形體的機率相對增加。

因此我引導雅婷告訴「它」：「你隨意來到我這兒，又無法具體表達你的目的，這樣對我們雙方都沒好處。冤有頭，債有主，你要針對冤情，去能夠真正解決問題的地方，或是請求關聖帝君、觀世音菩薩這些有正能量的神祇幫忙。」

然後，我用消除影像的技巧，使那個形體從她的腦海消失。

接著我和雅婷一起回溯到更早以前的回憶，並了解她和「它」有過什麼互動、關係。

懷著開放的心辯證事實

原來在前世，房東因她遭誤殺身亡，後來凶手雖然受到法律制裁，但她對於房東的死亡仍深感歉疚。就在那一刻，她感受到那個凶手就是今生前男友的太太，而那房東就是出現她床前的「它」。

在非常專注又安定的氛圍下，我引導她和腦袋中回憶到的人發出和解的訊息。於是她向房東解釋當時事發的原由，再次致上深深的歉意，同時也和前男友、前男友的太太溝通。

在結束與內在溝通之後，雅婷覺得事情都釐清了，因而輕鬆許多。

雅婷的經歷顯示了兩個提升心靈層次的事實，一個是「透過正性的語言，可使人將不愉快轉成良好的感受。」另一個是，「東方一切唯心造的思想和腦部的療癒功能結合一起時，可以發揮巨大的力量，解決人類棘手的問題。」

關於鬼魂，我們可以不理，也可以否定它們的存在，但是當一個人的內心充滿了和鬼魂相關的恐懼時，我們即使說破嘴也無法說服當事者相信一切都沒事，一切都是虛幻或是假象罷了。而且一味否定當事者的感受，不但無法解決問題，反而會引發更多的不安。

從本文的案例到邪教集體洗腦事件，或各種靈異事件，都顯示一個道理：**若要解決類似怪力亂神的問題，必須正視這些不安者的認知和行為**，了解這些不安底下的需要和期待，然後將它們連結到現實世界，並建立正確的認知，才能解決問題，並讓當事者安心。

身心互動！克服失眠的良方

使用安眠藥，是克服睡眠困擾最直接的方法，但是有副作用和限制。而且，失眠者，無論失眠起因來自身、心、靈，最後都需要良好的睡眠習慣來解。因此，若是有一套實用、有效又安心的睡眠習慣養成法，對於失眠者而言，無疑是一大福音。幸好，臨床催眠療法提供了這個功能。

臨床催眠療法，主要是依據身心互動學原理，透過心理來產生生理現象，透過身體行為以改善心理狀況。它分為兩類：①認知行為法；②臨床自我催眠療法。

在臨床治療上有幾個常用法則，包括認知改變、壓力宣洩、替代、彌補，及問題的預防。認知行為法乃是依據這些理論基礎，而發展出以下十點注意事項：

認知行為法的十大注意事項

①關於睡眠時間要有正確的認知。睡眠時間的需要和時段配置因人、年齡而異，而且許多人實際睡眠的時間比感覺的時數還多。睡得夠不夠或好不好，是以起床時的精神為依據。

②**排除酒、菸、咖啡因的干擾**。咖啡因作用延續時間可能數小時至二十四小時。此外酒精會干擾睡眠品質，甚至擾亂了生理時鐘的節律。

③**每天固定時間起床**。即使是夜間沒睡好，也要養成定時起床的習慣，使自己有固定的睡眠週期。

④**經常運動**。適當適量的運動才能有良好品質的睡眠，尤其睡前二至三小時不宜運動。

⑤**明確限制床的用途**。床的用途是睡覺，不要在床上看電視、電腦、滑手機，以免刺激腦部神經的安定。

⑥**睡覺前三至四小時不要進食**。消化系統在夜間需要休息，若是睡覺時胃腸還需加班做工，自然加重負擔，最後影響睡眠。

⑦**良好的睡眠環境**。要注意臥室燈光、溫度、枕頭和床的軟硬度。

⑧**良好的睡前心理準備**。入睡前停止所有的思想動作，告訴自己：今天所有的思緒到此為止。

⑨**良好的睡前常規**。睡前可以看書、聽音樂，使心情安定，千萬不要做影響心情的事情。

⑩**記錄自己的睡眠**。當你得知睡眠不好的原因後，下次就能避免這些原因。

想睡就能睡！臨床自我催眠療法

從學理和臨床的角度來看，自我催眠療法乃是塑造身體進入完全放鬆狀態，進而讓大腦上層皮質完全休息，阻止了內生、外入的困擾。於是乎腦波在α波狀態下，接受了正面與良性的建議，最後就能隨心所欲，想睡就睡著，想要做夢就做夢，而且還可能是彩色的夢。

睡得好、做好夢的自我催眠療法

想有好眠或是美夢，催眠療法需要三個前提：意願、專心和想像的能力。具體有效而簡單的方法有三：

1. 放鬆身心法——漸進式放鬆

這也是一種全方位身心修練法，適合用來放鬆或假寐，其步驟如下：

①躺在舒服的床上，用身體感覺床的舒適，抱著尊敬、愛護自己的心情，明白

地告訴自己現在要好好的休息來犒賞自己。

②採用漸進式放鬆，從頭到腳，感覺所有神經肌肉都很輕鬆。

③接著繼續專注呼吸的動作，最後心神越來越安靜、眼皮越來越放鬆、肌肉越來越舒服。於是身體和心理互相呼應，兩者都慢慢進入休息的安定狀態後，不知不覺就會睡著了。

2. 睡前三部曲——兼顧自律神經及實際狀況

如果要有較為深層的睡眠時，睡前三部曲（三階段）是兼顧自律神經安定，又能顧及實際狀況的方式，其做法如下：

■第一階段：自我引導

①握緊拳頭，將所有思緒，包括快樂、不快樂的任何事情，握在手上。

②告訴自己：「今天所有思緒到此為止。」然後放鬆拳頭。

③做了三次之後，告訴自己：「今天晚上我值得好好休息。」

小提醒！

請記住，絕對不要說：今天晚上我會睡得很好。因為如此做法會使人一直在監視自己到底是否睡著，結果根本無法入睡。

■第二個階段：放鬆。

自我導引的步驟如下：

◎第一個目標：肌肉神經放鬆，眼皮更密合。

①首先閉上眼睛。

②讓自己深深的吸氣，慢慢的呼氣。

③每一次吸氣時，讓氧氣和能量從肺部擴散到全身，每一次呼氣時，讓體內所有疲勞、煩惱和壓力從四肢末端和鼻孔排放出去。

④繼續深深的吸氣，把吸進的氧氣和能量，擴散到全身細胞後，接著慢慢的呼氣，排出所有疲勞和怒氣。

⑤深呼慢吸三次至五次之後，改成自然的呼吸。

◎第二個目標：自頭皮到腳底深化肌肉的放鬆。

①自然的呼吸，讓氧氣源源不絕集中到頭皮上。

②隨著自然的呼吸將頭皮放鬆的感覺，傳遞到眼皮。

③然後將眼皮放鬆的感覺，往下傳遞到鼻子、嘴唇四周、頸部、肩膀，經過胸部、腹部、臀部、腿部，最後傳到腳底。

④每到一個位置，告訴自己那個位置越來越放鬆。每一次輕鬆感的傳送都讓自己的心更平靜、肌肉和神經更放鬆。最後，從頭到腳所有神經肌肉都很輕鬆。

■第三個階段：呼吸。

①繼續自然呼吸，感受空氣進出鼻孔的感覺。

②呼吸時要留意兩個定點：鼻孔和肚子。吸氣時感受氧氣經過鼻孔時的觸感、溫度，接著讓氧氣往肚子傳送，就像氣體自葫蘆口經過上層至下層的葫蘆底部，於是肚子充滿氧氣。呼氣時，將二氧化碳、廢氣和疲憊從肚子往上，經過兩邊鼻孔排出。

③在呼吸之間，也可傾聽自己呼吸的聲音。

④繼續呼吸，讓眼皮舒服的閉著，每次吸氣時，吸進能量讓眼皮越來越放鬆，越來越舒服，直到睡著。

如果以上步驟經過四十分鐘後還是睡不著，就不要再睡了，馬上起床，將妨礙睡眠的因素當場解決。例如：吃太飽睡不著、口渴、皮膚癢、太熱、太冷等問題當下處理。不能當下解決的問題，如腦袋中的思緒，就可將每一個快樂或不快樂的思緒，各用一個句子寫在紙上，留在床以外的地方。

然後再回到床上，重複前述三部曲。如果再經過四十分鐘後還無法入睡的話，就離開床鋪，看些軟性的書，當睡意來臨時，再躺上床。

3. 身體觀注法——與睡眠化敵為友

許多失眠的人，潛在意識中面對睡眠往往如臨大敵般的戒慎恐懼。可是每個人都需要睡眠，睡眠不是敵人，因此失眠的人對待睡眠要像招呼老朋友一般，不需害怕。招呼的重點在於，每次一開始睡覺時不要思考，只專注在一個動作上，使神經更加安定後，自然地進入睡眠狀態。

具體的辦法是使用「身體觀注法」：

①首先，坐正或躺平之後，將自己看作是一個整體，吸氣時將氧氣灌入體內，呼氣時，將負面能量、身體的不適排出體外。呼吸幾次，使自己處於安靜的狀態後，將注意力集中在左腳的腳趾，去感覺腳趾的狀況，是冷、熱、鬆、緊？而心中的感受是舒服或不舒服？過程中仍需伴隨呼吸，在吸氣時將氧氣灌入注意力集中的部位，呼氣時，將負能量、身體的不適排出。

②先從大腳趾開始，依序感受其他四隻腳趾，然後告訴自己的五隻腳趾：我感受了。然後深深的吸氣、慢慢的呼氣，讓剛才的感受消失，自然的呼吸數次，使自己處於安靜的狀態後，再將注意力集中到下一個區域。

③接著，觀注感受腳背、腳底、腳踝。每次感受完一個區域後，都如同第②步驟一樣，告別已感受的區域，進行下一個部位的觀注和感受。

④如同步驟③，依序由下往上。首先，自左腳到左側臀部，然後自右腳到右側臀部。接著自腹部往上到頸部，再接著自兩手到兩肩，最後由頸部往上到頭部。

⑤當完成全身觀注之後，想像頭頂的百會穴是入口，呼吸時將氧氣自頭頂百會灌入身體，並從腳底排除負面能量。

⑥接著，繼續前述睡前三部曲的第二階段，以及其後的步驟，最後必然隨著呼

吸讓腦部越來越安定就入睡了。

良好睡眠方式是一夜好眠的必要條件，但不良睡眠方式卻不是失眠的唯一因素。因此以上所談的睡眠方式雖然有其功效，但如果沒有克服下列幾種原因，失眠問題仍然會繼續存在。

這些原因包括：

①身體病痛。例如氣喘導致呼吸急迫或嚴重蕁痲疹等，造成無法入眠。

②心理的傷痛。例如憤怒、遺憾、悔恨。

③資源匱乏、經濟不佳。

④吃藥的時間、種類，以及起床的時間不定，引發睡眠障礙。

以上這些情況，除了自身建立良好的睡眠習慣外，還需要醫師、社會、親友的幫忙和支持，才能安睡。

消除爛夢的妙法

所謂的「爛夢」指的是人在睡覺初期，感覺自己似睡非睡，腦袋總是不由自主地出現雜亂或毫無邏輯的內容。或是在睡著之後，腦袋中不斷的出現片段的影像、念頭，影響睡眠的夢。

科學研究顯示：當人體承受壓力時，做夢的迴路也相對不穩定，因此會產生不完整或干擾睡眠的夢。相對地，透過身心互動訓練，不管靜坐或冥想，都能促進血管暢通、荷爾蒙正常分泌、神經介質和細胞間更為良好的運作，進而能夠解除壓力，提高睡眠品質。將以上的理論應證到臨床上，中風後康復的病人，由於腦部血液循環得到改善，而大幅減少做惡夢的機會，同時明顯改善了睡眠品質。

依據以上的理論和事實，熟讀、精讀，且善用本書所談的身心互動法自我訓練，即可改善睡眠的品質。但這種方法只能處理較為單純的睡眠困擾，若是因負面情緒或身體因素引起的失眠，必須搭配其他方式，同時要給神經細胞茁壯的時間，才能獲得釜底抽薪的效果。

做個可以改變現實的好夢

尼爾斯・波耳（Niels Bohr），是一九二二年諾貝爾物理獎得主。一九一一年人類還不知道原子的構造，他一直在研究這個問題。有一天晚上他夢見電子繞著原子核心，就像太陽系的行星和太陽之間的運轉般，夢中鮮明的圖像，解釋了他心中的困惑。於是，他自夢中得到靈感，發現了原子的結構。

此外，還有很多名人或偉人，都有做過好夢而改變歷史或成就偉大創作的例子。例如奧圖・羅威（Otto Loewi），是一九三六年諾貝爾醫學獎得主，藉由夢解答他研究的疑惑；發現「苯」結構式的德國化學家凱庫勒（Kekulé），使用夢來完成他的創見；披頭四的成員保羅，在一早醒來就將夢中的訊息譜出〈昨日〉（Yesterday）這首名曲。

夢的好處可大可小，越能善用夢的人就越有收穫。如同利用夢發現「苯」結構式的凱庫勒說：「讓我們來學習做夢吧！」因此，經常練習做夢，不單可以得到彩色而快樂的夢，也可能像諾貝爾獎得主一般，從夢裡得到巨大的力量。

製造美夢的方法

這個方法與睡眠三部曲相似。

①首先是自我導引。如同上述的睡眠三部曲的第②步驟。

②當完成第②步驟之後，告訴自己：今晚我會有好夢，接著加入夢的主題和材料，並想像著成夢後的快樂及感激。

③然後繼續睡眠三部曲的第③步驟。

④最後，進入睡眠狀態，讓腦部的神經綜合功能自由發揮，美夢就會在睡眠時產生出來。

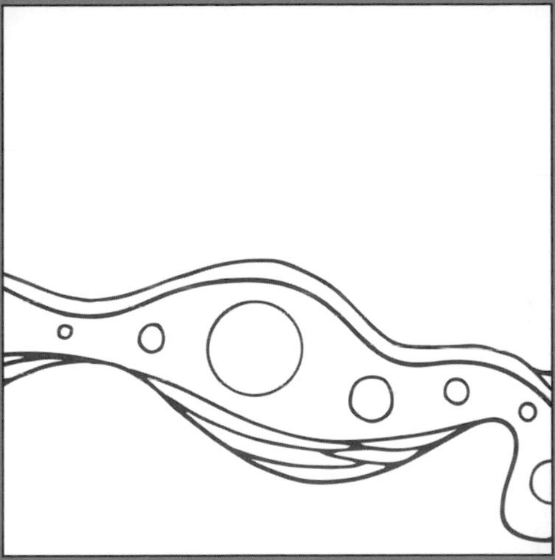

第 7 章

孤獨與情愛
——從害怕分離、情感無力說起

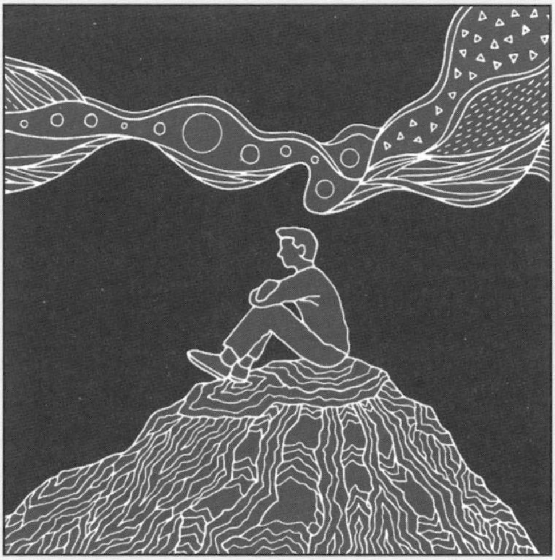

孤獨是生命的本質，每個人都和孤獨共存。如果一個人除了孤獨之外，又夾雜著寂寞不安的話，有很大的原因在於，他生命的過往沒有得到足夠的愛。一個擁有越多成熟的愛的人，越能有千山獨行並不痛苦、也不寂寞的心境，以及雖千萬人，吾往矣的氣慨和自在。

生命之道，是明心見性而自在。用愛的特質和行動面對生命、自己、社會，就會有答案，就能安定、自在。實踐愛、發散愛，就能豐實自己、溫暖人間。本著愛面對生命，生命會用愛回報我們。

為什麼讓我孤單在這世上？

寂寞與孤獨常連在一起，但孤獨不是寂寞，兩者有所交集，也有所不同。寂寞是即使身處人群內心仍感到空虛，而孤獨是當我們獨處時，我們的內心並不空虛，甚至是飽滿的。每個人與我們所愛的人，必然都會面臨死亡，我們終歸是孑然一身的孤獨者，終究只能孤獨一人面對自己的人生。

個案：

覺得與世界隔絕、被親人拋棄

六十多歲的阿蓮和老公，日子過得平凡，卻甜蜜、溫馨、踏實和滿足，夫妻倆計畫再過一年退休後，就可以一起遊山玩水、看看外面的世界。

但是有一天先生突然生病過世，阿蓮的心情像自天堂驟然跌落谷底。每天一下班，就直接回家，不想在外逗留，但回到家面對空蕩蕩的房子，內心又充滿孤寂、害怕，想到先生突然離開，更有萬般的不捨和難過。

阿蓮想待在家中，可是一個人又坐立難安，覺得與世界隔絕、被親人拋棄一般，因此需要孩子們輪班陪在她身邊。

這樣的日子過了六個月後，阿蓮的情況不見改善，內心仍然充滿不安。有一回，家人換班陪伴的交接時間出錯，以致她一個人單獨在家，就在那十幾分鐘間，她以失常狼狽的樣貌跑出家門，驚動了社區，也嚇壞了家人。

今生我們為何會在一起？

為了處理阿蓮分離的痛苦，我和她一起進行一趟生命回溯之旅。

通常，處理分離、孤獨、無奈、無力感、失望等情緒，治療者可能用一般傳統的心靈療法即可。但對於最巨大的分離——死亡及其後的一連串困擾的處理，卻未必有良好的效果。在這種情況下，唯有使悲傷的人進入更深層的安定狀態，他們才有機會和能力吸收正向的訊息，以療癒傷痛。

由於阿蓮曾經有過的狀況，我擔心她可能無法吸收和消化我所提供的訊息。而我的養成教育和經驗，讓我了解愛是一切的答案，**當處世為人有所疑慮時，本著愛、盡力而為就對了**。因此，我懷著上述的心態，面對她可能會有神經傳導不順的狀況，開始進行診療，沒想到只是經過常規的引導之後，阿蓮腦部的訊息就源源不絕而出。

原來我們是三世夫妻

回憶之旅一開始，阿蓮的腦海出現一個場景：

一個異鄉男子，經過一個村莊，正好遇到某戶人家急需人手，於是他便留下來加入工作。這個異鄉人工作努力、為人忠厚，得到主人的欣賞，於是將女兒許配給他。他們倆互相尊重，一同打拚，維持家業，一起服侍長輩，最後兩人白頭偕老，也都在睡夢中離開人世。

接著，阿蓮的腦海出現了另外一個場景：自己是丈夫的角色，和太太恩愛地生活。六十二歲時他生病了，臨死前，夫妻倆都因為彼此能夠相知、相伴、相愛一輩子而充滿感激，也都期待來生能再續姻緣。

完成深層溝通後，她高興又堅定的口氣對陪同的家人說：「我和你爸爸是三世夫妻。」回去當晚，她告訴子女明天起不必陪她了！

「真的嗎？可以嗎？」子女驚訝又不放心地問，可是從第二天開始阿蓮居然就安然在家獨處了，孩子們因她的轉變，終於得以恢復正常的作息。

破除寂寞的秘訣——了解孤獨與成熟的愛

人類面對死亡，往往會有失落、孤獨、寂寞、無奈、無力的感受。對許多人而言，死亡意謂結束、永遠分離、不再相見，這些想法會讓人沒有動力和希望。另外因為孤獨的感覺，等於是全世界都沒有人想到我、知道我、理會我，這種全然被遺棄的感覺，會讓人陷入恐懼的氛圍當中，進而形成巨大又無形的壓力，硬生生地令人窒悶，甚至發瘋。

透過正確認知，引發正確生命態度

從精神醫學的角度來看，要讓阿蓮恢復活力，必須讓她融入更大的能量體之中。因為她的情緒失控及無法有正常作息的起因，是來自生離死別，因此，若想恢復動力和希望，需先讓阿蓮正確地認知：生離死別是人生必經的過程。透過正確認知，引發正確生命態度。

要能順利的處理生離死別，說起來很簡單，但實際做起來並不容易，因為從意識的層面處理問題，大都不夠有效，甚至有害無益。另外，正確的認知所產生的力量，依各人當時吸收、了解、感受的能力而異，尤其對於處於孤寂困頓的人來說，要能完全吸收，更不容易。可是阿蓮卻有驚人良好的改變，原因可歸納出以下幾點：

①她渴望解決問題，而且相信醫師，使得她能非常專心的接受醫師的引導，因此才能進入更深沉、安定的狀態。

②當心扉完全開放時，醫師的話語，包括所有智者的正性思想，才能順暢的進入腦部，使阿蓮感受到自己只要想到先生，心裡就充滿愛的溫暖，進而更深刻地感覺先生一直陪著她、愛著她。

③重要的一點是，阿蓮原本就是一個內心充滿愛的人，再藉由身心互動的方式，自然連結到先生對她的愛，而喚起她內心愛的感受。因為沒有任何其他事物可以取代感受，因此正面能量的感受自然產生正面的力量。

成熟的愛，是處理孤獨最佳的方式

什麼是「成熟的愛」？

愛是一門科學與藝術。「愛」是需要學習的，學習什麼是真愛？要如何愛？真愛必然是成熟的愛，也是智慧的重要成分。佛洛姆就認為：**「成熟的愛包含了解、關懷、尊重、給予和負責。」**

了解是愛的源頭。我們要活得自在，需要了解自己的特質、人類的極限、人世的無常，以及我們所處的環境。了解才不會盲目，才有主動關懷、給予的能力。因為了解之後才能依事實、狀況做出正確的行為，那才是尊重。了解之後的尊重，是正視人、事、物存在的事實，接受好的，也接受先天、後天的不足，然後才能發揮優點，做出良好的行為和表現。

有了了解和尊重之後，還需要有負責的心態，用正確的方式處理人世的問題。相對的，如果**沒有尊重**，**責任感會退化成一種支配和占有**。同時，倘若關心和**責任感沒有以「了解」為前提，這種關心和責任感是盲目的**。

正確的愛，是錯誤對待的解毒劑

愛分為愛的心和愛的行為；人有愛的心，還必須有正確的行為表達愛。我們要使愛發揮最大的效果，需要以下的重要因素和原則：

・**遵循紀律：**指的是成就任何事情，必須考量符合該事的規則或特質。例如愛的特質之一是尊重，表現愛絕對是尊重所愛的人，遵循一定的方法和邏輯，也絕對不會在有所求時表現尊重，內心不安時就傷害對方。

・**專心：**專心是念念分明、事事分明的專注於此時此地，才能敏銳的分辨訊息的正確性，以及吸收到的是正確的資訊。一個人若是專心於當下的人、事、物，即是愛的表現，自然會有好的結果。

・**耐心：**成就好的事情，必須努力不懈的投入時間和心血，因此耐心是把事情做好的必要條件。如果一心只想追求速效，就無法達到良好的結果。例如父母教導孩子時急躁的態度，或根本沒盡到照顧的責任，就會傷害到孩子的心。反之，孩子得到好的示範和引導，就會有好的表現。

・**勇氣：**能夠勇敢面對，發揮自己好的德行，表現自己的愛心，才會有好的結果。一個人行事若是急著為了達成目標，就不顧一切地付諸行動，但一遇困難、障礙，就逃避、退縮的狀況，那是「衝動」，而不是勇氣。

・**學習：**學習可以強化人的力量，人如果有好的資源和引導，會使學習的效率大加提升，進而具有更大的能力實踐愛。

・**知識：**知識本身就是力量。人有了知識，才有能力達成心願，否則只有愛心卻沒有正確的表達方式，往往效果不佳，甚至造成傷害。

・**客觀、理性：**一個人抱著客觀、理性的態度行事，雖然行事方法可能改變，但動機不變，才能有效率地達成發自愛的目標。反之若不客觀、不理性，做事必然不合乎邏輯和事理，而流於意氣用事或迷信，結果將自己的生命交到能量不足或迷茫未知的外在，決定自己的人生。

以愛為依歸，愛是一切的動力和答案

人自出生到離開人世，會面臨兩個重要課題：①存活時生命的良好品質。②死亡時的安心。人生能夠達成以上兩個課題就是圓滿。不管要達成哪個課題，都必須回歸到生命存在的基礎——愛。

人的存在是以愛心為本、以愛行為法。我們因愛而成長，有愛才有好的人格，才有良好的道德。道德最大的好處，是在我們內心深處形成深刻而美妙的禮物，那就是良心。良心會產生愛的能力，就會發自內心地追求並實踐對自己的愛。**人能夠**

自愛就會對自我有所期待，即使困難，也不放棄自己。

擁有越多愛的能力，我們就擁有越多的智慧。當我們有疑惑時，本著愛的本質和法則去處理，即使結果未必達到自己的期望，但心境必然自在。因此，如果遇到事情不知該如何處理時，依循愛的原則和本質，就得以將愛發散出去而擴大了生命力，進而與人為善，形成和諧、安定又充滿正面能量的結果。

自愛，是一切愛的基礎

愛的基礎是對生活、幸福、成長及自由的肯定。這就是說，越是有愛的能力的人，越有能力讓自己的生命有更多的快樂、自在。當我們有足夠的能力將愛發揮到自己以外的範圍，能夠用了解、尊重、關心、付出、負責任的特質對待別人，自己會有更多的存在感、成就感，也就會更快樂。因此，對於情感和態度，首先要以自己為關愛的對象，然後將愛擴散到他人。

愛他人和愛自己的態度不是對立的。如果一個人有能力愛他人，那他必然也愛自己，因此**以愛對待自我和他人的原則都是一樣的**。但如果只關心別人，不照顧自己，那就是不愛自己，無法愛自己的人，因為錯誤的思想，導致無法，也不敢面對自己的需要，這顯示了沒有足夠愛的能力，或是他的愛是不健康的，甚至根本沒有愛。

世界上發生在我們自身的事情，永遠要自己去面對，別人無法代替自己。我們需要的，永遠是針對自我的解決方案，只有正確地對待自己，才是健康的自愛，也才可能真的被愛。

愛自己的正確表現

- 了解自己的優缺點，**接受自己所有的特質**。發揮自己的優點，避開或減少自己的弱點。
- 尊重自己的存在，**誠實的面對內心的感受，勇敢面對自己的需要和目標**。承擔該負的責任，不把別人的責任攬在身上，同時也尊重別人的立場和需要。
- **保護自己的安全和該有的收穫**。只信任有正面行為能力的人，不輕易受到別人不當的行為所影響，不斷地強化自己的能力。
- 將完美當作理想，不要將完美的狀態當作必然的結果，**允許自己不夠完美**。經常提醒自己只要盡心盡力就可以了。
- **鼓勵自己，讓自己有信心及動力，以擁有好的機會和表現**。經常提醒自己具有好的特質，並且時時告訴自己：我會依當下的環境和狀況，就我所有的資源，發揮自己的優點，全力以赴。

練習「愛」的方法

①閉上眼睛，打直身子，開始「自我導引」。
②當完成「深化肌肉放鬆」的步驟後，就是潛能開始發揮的時候。
③將自己所想要擁有「愛的能力」為主題，呈現在心中。
④用推理加上觀察的方式冥想，冥想的範疇有二：

■冥想的範疇一：

・設想別人來幫忙解決自己困難的感受、別人對自己好的感受。
・設想我幫助了別人，看到受苦者獲得幫忙而快樂的表現。
・設想自己和受苦者處境一樣時，自己的感受是什麼？
・設想自己有能力幫忙解決別人的痛苦時，自己的感受是什麼？

■冥想的範疇二：

・回想自己曾經有過的快樂的心情。
・設想所愛的人快樂時，自己的心情。

・設想周遭的人安心時，自己的心情。

・想像傷害我的人在心緒安定時，不再做出不當或傷害別人的行為時，自己的感受。

⑤最後，將結論和感受烙印在內心，予以內化而產生智慧。

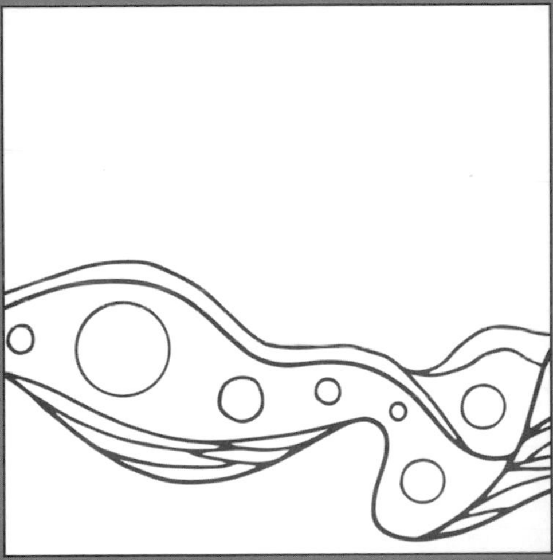

第 8 章

美夢成真
——從了解自我開始

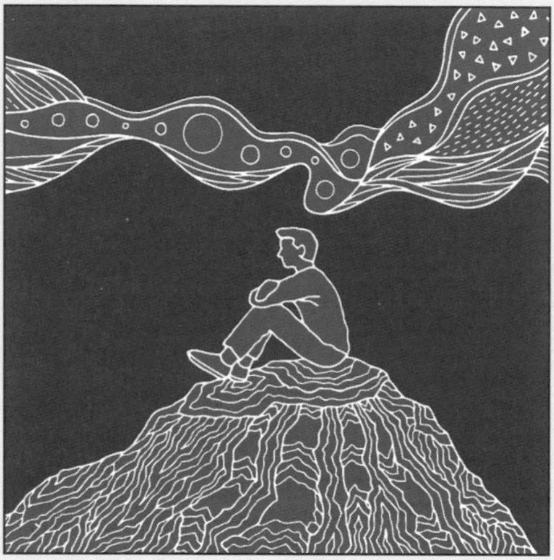

了解自我是個體美夢成真的重要因素。唯有了解自我，才能在自我內部建立一個健全的人格，欣賞自己、珍愛自己與接受自己。進而發揮一個平穩的運作系統的功能，產生源源不絕的生命動力，在人生旅程中產生具有創造性、合乎效用的結果和夢想。

由於人體是一部完全自動的小宇宙，具備了趨吉避凶的特性，在肌肉放鬆、精神集中的情況下，腦部及各個神經系統，可以敏銳地發揮功能，將訊息整理分析，然後反映出答案或感受，傳輸給我們的意識。藉著這個方式，我們可以圓滿心底的夢想。

我終於瘦身成功了

在許多人的潛意識裡，吃、快樂、生命的存在三者密不可分，甚至吃就等同快樂、等同生命的存在。可是吃了會胖，吃了不可能永遠快樂，甚至會有更多的自責和傷害。所以用吃來療傷止痛，無異是飲鴆止渴。其實人只要有一個安定的自己，就會有快樂的心靈，全身的細胞也都會充滿動力。

個案：

委屈、難過、怨懟，自責，然後變胖

這是一位貴妃型身材的美女，因為了解自己而瘦身成功的故事。

身高一六三公分，體重八十五公斤的怡君來看診，她說這次一定要減重成功。她之所以下定決心，是因為最近一年全心全意付出金錢、精神幫助男友，得到的回報卻是這個男人的毀諾、翻臉，甚至是人身攻擊和侮辱。她除了感到憤怒、難過之外，還有深深的自責，責怪自己怎麼沒辦法像別人一樣身形曼妙，怎麼沒辦法讓體重停止上升。

怡君在家中排行老二。父親喜歡喝酒、賭博，母親雖然辛苦照顧家裡，但嘴巴也從沒空閒過，經常只對著她罵：「生你這女兒有什麼用。」而姊姊雖然受父親的重視，但自從父親中風後，總說自己沒錢，不願把錢拿出來支付家用；弟弟最受父母寵愛，但賺的錢不夠自己花，也不可能照顧家裡。同是父母所生，她卻沒有得到公平的對待，使得她心裡充滿憤怒、委屈。

在職場上，怡君也經常遇到和家中類似的情形而身心受傷。尤其受到脾氣不好的主管斥責、羞辱時，更是鬱卒胸悶。所幸她腦力好、從不放棄自己，努力參加公司內部考試，又念完研究所。每回下班後，她會去探視沒人理會的爸爸，但下班後的她身心疲倦，總希望在探視之前，可以先補足動力，給自己一些鼓勵和安慰。因此在前去安養院的路上，好好享受美食成為她犒賞自己的小確幸。

只有吃可以帶給我快樂

「我需要抒壓、放鬆、動力時，只要吃東西，就充滿快樂。」

怡君的行為模式，說明了她以及許多人體重過重的原因和事實：吃能帶來生命的存在和快樂。現代醫學研究告訴我們，當人處於疲倦和不快樂時，體內的荷爾蒙，例如瘦蛋白素，就會分泌失調，導致身體有更多的肥胖細胞。怡君在歷經父親中風、男友背叛與傷害之後，身心狀態不好，所以即使用盡各種藥物和減肥方式，還是枉然，體重持續攀升。

在處於極度專心的情況下，怡君心思清明地檢視過往，發現自己有成功、快樂的經驗，也有許多良好的特質。待她了解體重過重的原因之後，也了解在塑身、瘦身的重要原則之外，必須先正確地對待自己的身體和心靈，當身體的細胞、器官都充滿快樂能量後，才會有健康的表現。

在結束身心互動法的一刻，她高興地說：「我現在雖然還沒變瘦，但卻已經充滿信心、希望！」這和之前認為自己一無是處的感覺迴然不同。

處理心中的困擾才能真正瘦下來

怡君的話顯示她已經了解人格、動力、體重過重三者的關連，我聽在耳裡的同時，也預見她必然美夢成真。

她之所以有如此預見，是因為體重過重的原因有三：身體的狀況、生活的模式和心理的健康，如果只是處理其中一、二時，體重不會受到控制。許多過重的人，只是控制飲食，但沒有處理心理的困擾，就無法持久地用正確的方法善待自己，儘管做了各種努力仍是枉然。

所以，**人只要有一個安定的自己，就會有快樂的心靈，全身的細胞也都會充滿動力。**

果然，一年後，她陪著要瘦身的朋友來。再次看到的怡君，外型已經小了幾號，並帶著愉悅的表情。她的狀況讓我心中為之一振，雖然一年前我就預見她必然心想事成，但當我親眼目睹她的巨大轉變時，內心還是受到衝擊。

那個當下，身形曼妙許多的她說：「自從上次回家後，身體似乎就有一種聲音，又似乎一股力量使我積極面對生活。從早晨起床的一刻到入睡前，都用醫師您教我的方式去處理，我幾乎可以聽到我的身體細胞在歌唱！」

你快樂嗎？強化自我很重要

過重和「細胞不快樂」有直接的關連。「細胞不快樂」的原因是個體沒有得到正確的對待，而產生存在的不安和人格發展的傷害。因此面對細胞不快樂引發的體重問題，如果單單只用藥物或是改變生活模式，仍有不足。因為心情、動力與人格的健全與否，有著更重大的關連。顯然，根本的方法是溯本清源的從強化人格的健康著手。

人格塑造，攸關一個人的安定度

人格的塑造，最早是來自長輩的照顧。在成長的過程中，所處的環境，以及所受到的照顧，都會影響一個人的安定度。如果一個人沒有得到足夠的愛，也沒有好的學習範本，就會不知道處理感情和情緒的正確方式。這種人會用以前所學習到的方式來對待別人，或者習慣性地將以前的不當感受表現出來，因而造成他與外在互動時，會有困擾、挫折或無力感。

而當一個人不受肯定以及尊重，他的自我價值感會降低，甚至覺得自己沒有存在的必要。**存在感不足會帶來歸屬感或掌控力不足，因而會有孤獨感、無力感**。當以上的負面能量持續累積和擴大，就會衍生自責，覺得自己不好，甚至否定自己，於是就形成低自尊的困擾。

因此，人如果沒有得到適當的對待，內心會對外在的人事物產生恐懼和懷疑。害怕越多，壓力越大，壓抑也多，處理事情的能力和方法，也會受到限制，長期惡性循環下，勇氣、信心和動力就越來越少了。

了解自我的三種心理成分

良好的體重管理不單是許多人的夢想，也是醫學上一大目標和一直被探討的題目。如同解決任何問題的方式一樣，要解決問題就必須先了解不足的是什麼？需要做的是什麼？需要修正的是什麼？經過上述步驟之後，就啟動了人體瘦身的機制，開啟新的人生。

了解自我，是了解「自己是什麼樣的人」，也是了解自己對自己，以及與客觀世界的關係。

自我是由三種心理成分構成：

①**自尊**：指的是自我對待的方式，看待自己的價值，了解自己的特質，對於自己表現的感覺。

②**自信**：是對於自己的言行、思想，無所害怕，能夠欣賞自己，珍愛自己，與

接受自己。

③**自律**：是對於自己的行為控制和管理。

細胞快樂與否，從小養成

自我的形成，和每個人承受的愛以及成長的經驗有重大關係。孩子從小在成長的過程中得到來自環境、撫育者，或是父母的愛、支持及保護，孩子就會將感受到的愛，包括尊重、肯定、信任，內化成為自己的認知和經驗。

孩子受到肯定和尊重，就會覺得自己有存在價值，也會認為自己是值得被尊重、疼愛的個體。當對自己感覺良好，喜愛和尊重自己，就會有良好的自我認同感，願意接受自我，肯定自己的存在及價值。

此外，當父母相信孩子，孩子就有自主性，也能自我約束。通過信任，孩子學會認識這個世界。得到適當的對待，內心形成自我信任，同時也會學習信任他人。

當我們在愛與安全環境長大，薰陶、學習並沉浸在這些愛的氛圍中，我們的內心會有安全感、歸屬感與掌控感。更重要的是，在這些愛的示範中，我們也學習到愛的表達方式。這些學習讓我們擁有信心、能力、勇氣，進而能夠主動的和人互動、建立關係。因此，我們能適當、適時的表達自己的感受、想法和需要，敢於拒絕不合理的要求。同時，也能維護和爭取該有的權益，堅守自己的立場和原則。

快速強化自我的方法

人因為有足夠的能量才能生存，才能發揮功能，使生命的存在有價值和意義。越多的（正面）能量，身、心、靈就越發健康強壯。換言之，如果人具有越多的能量，就越發自在和快樂。

快速強化自我的方式，是反覆提醒大腦：

・生命的最高指導原則，是本著保護自己、愛護自己的原則，讓身心平衡與和諧。

・生命的過程中，要溝通、要表達，溝通的目標是雙贏；給彼此溝通的機會，同時也要給自己學習與茁壯的機會。

・我要主動塑造對自己有利的條件和環境，發揮自身的優勢和資源，以實現精神與物質的獨立和自由。

・我是值得尊敬、肯定、疼愛的個體。再苦的狀態都會過去，再困難的事情也都會被處理，我盡力做好一個人能做、該做的事情；就算做不到完美，只要我盡心盡力就沒有遺憾。我必然越來越充滿能量、越來越安定與自在。

・遇到別人的不當行為時，提醒自己：並不是每個人都有足夠的能力表現出正確或正常的行為。

一個人再優秀，也必須對方有眼光；一個人再付出，也必須對方能感受；一個人再真誠，也必須對方能了解；一個人再謙讓，也必須對方明理。

・現在到未來，我用全新的認知和方法去追求快樂的人生。

全身能量灌入法

全身能量灌入法，是使人體充滿能量的訓練方法之一，因此舉凡身、心、靈需要能量的問題都適用。另外，它針對的範圍是全身性的，所以遍布全身的相關病痛，如免疫系統失調、抵抗力弱、體力不足、血液疾病等也統統適用。

練習時間：短至數分鐘，長則數十分，依各人當下所允許的時間而定。

練習時機：早晨起床之前，或是睡前以外，任何需要動力、能量的時候。

步驟：

①閉上眼睛，打直身子，深深的吸氣，慢慢的呼氣。做三次之後，自然呼吸，接著想像各種顏色的能量。能量的顏色有紅、橙、黃、綠、藍、靛、紫、金、銀和白色等。其中象徵生命的紅潤粉色、血色、肉色都屬於紅色系。

顏色	**能量象徵**
紅色系	生命的動力和熱情
橙色系	自由的意志
黃色系	生命的亮麗
綠色系	生命的轉機和希望
藍色系	生命的寬廣、開闊和自在
靛色系	生命的強壯
紫色系	吉祥如意，以及生命的超越和創新
金色系	神聖、安定和保護

銀色系	行動的力量
白色系	高尚和純淨

②選擇其中一種或數種或所有顏色的能量，想像能量從頭頂灌入整個頭部，隨著呼吸，讓能量源源不絕的充滿整個頭部。

頭部是我們分泌安定、動力、快樂因子的地方，隨著呼吸讓頭部順暢地分泌所有的神經傳導物質，並源源不絕的往下傳遞，讓頭部的肌肉放鬆、神經安定。隨著自然的呼吸，能量往下傳遞到達心臟，我們的心臟充滿著氧氣和能量。

③讓心臟充滿氧氣和能量之後，舒服、放鬆、溫暖、安定的感覺往外擴散，擴散到兩邊的肩膀，傳遞到兩隻手臂，再傳遞到兩手手掌。

呼氣的時候，用想像的方式把所有負面的情緒、感受，就像一陣黑煙般從手掌排放出去。

④接著，隨著自然的呼吸，讓氧氣源源不絕進入肺部，讓它擴散到前胸、後背和心臟。然後將心中溫暖、安定、放鬆的感覺往下傳遞，傳遞到丹田（丹田就在肚臍下面兩指的位置）。

讓我們的丹田充滿能量，丹田會盈滿安定、溫暖的感覺，並將這種感覺往外擴散到全身每一個部位。隨著每次的呼吸，吸進新鮮的空氣和能量，排除了負面的廢氣、疲勞或感受。

局部能量灌入法

針對的範圍是小區域或小點，例如內耳淋巴水腫或局部腫塊。因為是局部區塊，因此可依當下的環境與各自的狀況施作，不論站、行、坐、臥皆可。

練習時間：短至數分鐘，長則數十分，依各人當下所允許的時間而定。

修練時機：早晨起床之前，或是睡前以外，任何需要動力、能量的時候。

步驟：以肺部有疑似腫瘤的陰影為例。不論站、行、坐、臥，尤其是在新鮮空氣流通的地方，每次吸氣時，用意念帶動氧氣到達整個肺部。實際的做法是深深地吸氣時，將氧氣以及正性能量送到肺部底區之後，往外擴張到感覺牽動前胸後背的程度，同時也將氧氣灌入腫瘤區。

呼氣時慢慢地呼出廢氣及負面能量，同時將腫瘤區的廢氣及負面能量排出。因為氧氣及正性能量可消除腫瘤細胞或改善身體功能，不斷的運用呼吸灌入法就會產生良好的結果。

美夢成真最速法

人類不只有所謂「有夢最美，希望相隨」的嚮往，更有一種使美夢成真的好方法，這種高效率的方法是全方位身心修練法的延伸。它的機轉乃是透過身體行為，將我們所要的認知、期待、疑惑，置入潛意識中，讓夢想成真。

將正能量和內容融入潛意識，以產生訊息力量

美夢成真的原理是透過身心互動的技巧，藉由意識，將正面的能量和內容融入潛意識，以產生訊息的力量。欲置入腦部的正面訊息，就是所謂的「主張」。這些正面訊息可以是祈禱的目標和內容，或思考、做夢、身心鍛練的主題和內容。

美夢成真的據實步驟

①**首先要確定行為的目的和哲學**。要將自己的哲學觀和行事目的標明，才能有所依循。

②**確定自己要的是什麼？**寫下心中真正想要的具體目標物，同時寫下「它」為什麼是自己的目標。

③**寫下策略和方法**。策略和方法必須具體可行。

④**寫下自己的願景**。願景要能獨特、有理想、有前瞻性，有了願景才能讓人聚焦而專注發揮能量。

⑤**在自己的心裡統合演練**。

⑥**最後付諸行動**。知識本身就是力量，知識加上積極正面的態度，必然產生更大的力量。當我們完成前述五個步驟之後，腦部已經有成就事情的軟體，軟體的內容包含目標、方法。腦部有了這軟體後，自然就產生動力，接下來朝著目標，付諸行動。最後，自然能夠心想事成、美夢成真。

美夢成真的主張

前面①～④步驟，就是「主張」的內容。我們將內容文字化，亦即寫下主張，以便日後使用。「主張」必須使用潛意識可接受的方式，腦部方能吸收訊息，因此美夢成真的「主張」需有如下特點：

- ・足夠的動機和理由。 ・使用正面的語氣。
- ・用現在式語態。 ・設定時間。
- ・強調「行動」，而不是「能力」。 ・目標具體。
- ・言簡意賅。 ・使用感性、陽光的字眼。
- ・反覆使用同樣的詞句。 ・具有理想性，而且合乎自然的道理。

最快速美夢成真的做法

由於意識行為都受著潛意識所影響，因此要使行為協調而有效率，最直接的辦法就是將正面的訊息、期待、方法或內容，直接輸入潛意識。美夢成真除了可以用冥想的方式之外，也可以對自己的神或老天祈禱。

①首先，「自我導引」讓肌肉放鬆、心情平和，促使自己的意識先行休息，腦波會呈現較為平靜的α波，使潛在意識開始發揮作用。

②接著，神經專注在希望的主題或目標上，將已經寫好並熟讀後的主張呈現在腦海，讓主張再度和腦部組織融合一起。

③想像著實現願望時的快樂。
④用樂觀、正面的態度鼓勵和肯定自己的努力。
⑤最後，自律神經自動傳導腦部深層的訊息，讓中腦、間腦，生命中樞等各部位互相協調，自然就會產生結論並轉變成行動力和實際行動。

以上需不斷的練習，每天至少一次，經過二十一次之後就會將訊息更加烙印在腦部的記憶體，練習次數越多，例如六十六次之後，訊息更加融入腦部組織。隨著時間的累積，二十一天，或更久到六十六天之後，灌入的思想、方法會變成行為的直接表現，讓人實現夢想。

人類史上最簡單、有效的瘦（塑）身法

肥胖的原因，不外乎身心靈出了狀況。要解決肥胖問題，有效的方式是針對癥結一一處理。因此，如果原因出自身體則必須治療身體的問題；如果出自心理的糾結、靈魂的變形時，除了藥物外，還需心靈的療癒。心靈能量的範籌有二：①是本章前面所談的「了解自己以心想事成」，另一個則是如下的「自我催眠」。

催眠瘦（塑）身法的兩個主要步驟：塑造α波和烙印。

①首先，「自我導引」讓肌肉放鬆、心情平和，促使自己的意識先行休息，腦波會呈現較為平靜的α波，這時我們的腦部最容易吸收外界的資訊。

②接著，神經專注在希望的主題或目標上，將已經寫好的主張，熟讀並記憶下來。催眠瘦（塑）身的主張乃是依據夢想成真的原則，以及純粹醫學（塑）身的知識組成。以下是瘦（塑）身主張的範例，可依各自的狀況和期望調整。

■瘦身主張的內容

· 為了健康、尊嚴、快樂和自在，我要瘦身。
· 遵守「攝入熱量要小於消耗熱量」的重要原則。
· 我的進食量是以前的七分，我不喝含糖飲料。
· 飲食比例是兩份蔬菜類，一份豆魚肉蛋類，一份全穀根莖類。
· 飲食順序先從蔬菜開始，接著是植物性蛋白質，再來是動物性蛋白質、全穀類，最後才是水果類。或是一口菜一口肉開始也可以。

‧我懷著感謝的心，細嚼慢嚥以感受食物的美味。

‧我每天運動最少三十至六十分鐘，因此晚上睡得好，整天精神也更好。

‧我的體重越來越輕，一星期體重下降半公斤至一公斤；我的贅肉越來越少，曲線越來越漂亮。

‧我越來越神清氣爽、輕盈愉快。我感謝自己的努力，讓自己擁有健康美麗的身材。

③最後，用冥想、祈禱或回憶的方式，將瘦身的主張，呈現在腦海，讓主張再度和腦部組織融合在一起。隨著時間和次數的累積，就如同置入軟體一般，身體就能夠依循軟體的內容自動啟動功能。

上述的步驟①是自我導引，需要花幾分鐘的時間達到靜心、專心的狀態。實務上，如果時間不足時，將（塑）身的主張用唸或讀或回憶的方式提醒自己也有效果。如果依循以上方式效果不彰，則必須檢視身體、生活的部分是否沒有處理好，內心是否有所糾結，然後，對症下藥，即可達成目標。

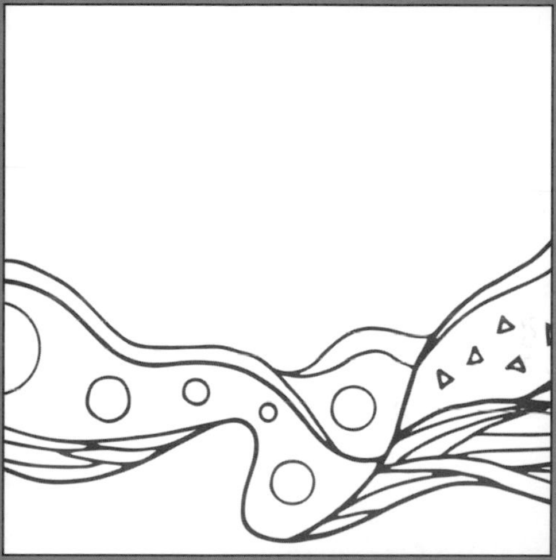

第 9 章

智慧與修心
——從厚德載物和強化能量說起

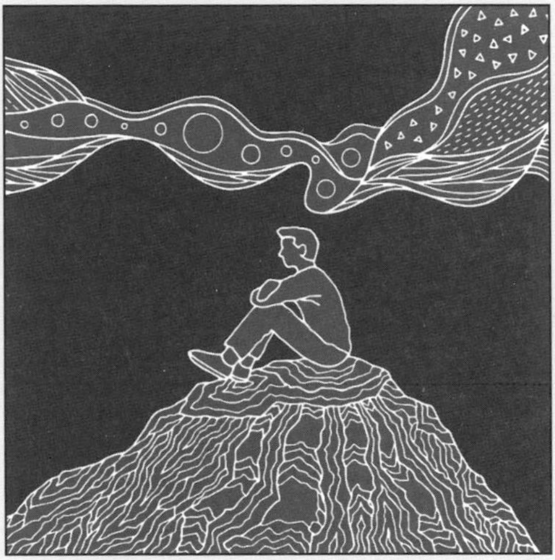

宇宙孕育萬物，同時也提供了我們生存之道。只要依循宇宙法則來生存，亦即循道而行，就能有美好德行與智慧的表現。當我們擁有智慧，就能處在怡然自得與天地同在的狀態，這也是人存在的最高境界。至於美好人生則是我們來到世間的理想狀態，也是人生每個階段需要時刻關注的事。

小時候的我們有如幼苗，需要滋養；成長的過程中，我們需要更多的能量，因此需要學習、練習以提升自己的能力，並透過內化、淨化，得以了解人的本質，以及生命正確的態度和方法，以達到安心自在的狀態。

我是偶像，我是神，可是我怎麼……

無論是粉絲、信眾眼中的偶像或是神，其實都是人。人類號稱萬物之靈，但在老天之下，仍然有需要遵守的規範，名曰「道德」。可是這兩個字常常讓人聽了很厭煩，其中原因很多，包括：它讓人覺得光說不練、口是心非、騙術、教條、陳腔濫調……。

的確，規範是用來遵循的，美德是用來實踐的，看到「道德」兩個字，真的很煩，但從古至今，它們在方方面面都很有用。以下的故事，告訴我們良好德行，真的很美！很好！

個案：

從金字塔頂跌落谷底的失落與恐慌

志強是個知名的演說者，過去是許多地方爭相邀請的對象。他口齒便給，可以因時因地即時發表意見。當他想發表或傳遞想法時，隨手引經據典、旁徵博引，還能不著痕跡的穿鑿附會，成功地穿針引線。

除此之外，他有時會有如范仲淹附身般，呈現憂國憂民的神情，口若懸河地發表個人想法，企圖影響他人；有時慷慨激昂地直指別人的無知或惡毒，有時又在無形之中創造形勢，讓別人做出他想達成的目標。說得更清楚些，站在自己利益的角度誘導別人，是他的專長，也是他一向的行為模式。

曾經在不同的範疇或話題上，志強是某些聽眾崇拜的偶像。他在崇拜者的心目中，是上知天文、下知地理、見多識廣而又充滿生命力的一號人物。

但經過幾十年物換星移之後，志強的表現卻宛若失控的機車，有時暴衝，有時又動力全消；有時奮力往前，有時卻又像拖著石磨的騾子。他不僅找不到生命的方向，也把持不住自己生命的力道，結果使得自己官司纏身。

雖說志強已經累積豐厚的財富，內心卻莫名的不安，白天鬱悶、煩躁，晚上惡夢連連。他很不願意聯想到「上帝要毀滅一個人，必先使其瘋狂。」這句話，但偏偏經常浮現腦海。

他感覺世界變了，人事都離他遠去，唯有自己一路走來，始終如一。他有委屈、有悲傷、有憤怒和無奈，他不明白要如何面對人生。他自忖：我怎麼如此不安？我一定要設法解決。

他曾是師父、活佛和下凡人間的神

透過身心互動學的引導，志強的腦海呈現了戰亂不安的場景。生長在戰亂中的他，母親早逝，父親再娶，因而一直沒有得到良好的照顧。幸好外婆的愛，使得他小小年紀雖嘗盡人間冷暖，仍保有一顆善良的心。十二歲時外婆請託寺廟住持收容他，這個住持個性耿直，雖一心向佛，但對於佛法的修為並不高，並且對徒弟嚴格管教不假辭色，他就在這樣的環境中成長。

因自小吃苦，自然能忍受師父直接而嚴厲的對待，幾年下來修習佛法的成果儘管沒有長足進步，可是待在廟裡，即便粗茶淡飯畢竟還是能糊口。有一天，在年長和資歷深的師兄，都受不了住持脾氣一一離開的情況下，師父告訴他：「你是我唯一信任的弟子，而且佛陀也說你是我們佛門的傳人，寺廟的香火就靠你了。」師父的一番話鼓舞了他，他感覺自己受到師父重視，而且是佛陀欽點的傳人，於是下定決心聽從師父的一切指示。

過了幾年師父走了，他一改師父嚴格的行事作風，取而代之的是另外一套制度。他將大多數的時間花費在制訂寺內的規範，舉辦祈福宣法的活動，以及接待達官顯要，一般香客根本見不到他。

雖然他對信眾開示時，使用的話語不多，但那些心靈需要安定的信眾，都能各自解讀，各個都感覺自己受到師父的特別關照。因此，他很快的便在自己塑造的形勢和環境下，受到信眾由衷的感佩和敬重。

在崇拜者的心目中，他是師父、是活佛、是神。

腦袋清明，才能知道趨吉避凶之道

小時候的孤苦，養成他敏感的性格，也使得他對「被重視」有重大需求，他渴望受到肯定。而今身處備受尊崇的位置和待遇，所帶來的愉悅感受和經驗，更強化了他的身體和心裡對於受到神佛待遇的渴望和需要，同時使他樂意相信自己值得如此受人尊崇，因而更時時提醒自己真的具有神力。

如此一路走來，他真切地認為自己有超人的能力。具體的事項是，即使數十公尺外，他都可以靠著感應知悉別人的所思所想，甚至可以聽到別人說話的內容。當他心裡想著特定的人事物時，他的眼睛、耳朵就能正確的驗證心中想法。

此外，由於他自小渴望母愛，因此對年輕貌美或期待親近師父的女眾，特別親切、有好感。雖然他仍然宣揚佛法，但心思和行為卻從佛法轉移到私欲當中，因而與信徒有了雙修及不可告人的情事。

少數弟子或信眾雖然試圖為師父消除流言，可是紙畢竟包不住火，事情因此鬧到官府。幸好他位居高位，素來受人敬重，又有資源和人脈，經過一陣子大費周章的折衝處理後，終於風輕雲淨。

在生活不易的年代，人們對於道德的要求和遵循的能力都相對低落。在民智未開的時代，人心茫然，只求神明保佑而不明事理。這些因素使得廣大信眾在他去世時，不但沒有譴責他，還深感哀傷。

當他看完腦海的一幕一景後，我問：「你的領悟是什麼？」他說：「就在醫師問我之前的一刻，我的腦海出現了『禍福無門，唯人自召』幾個字，接著又出現了『厚德載物』四個字。」

一個有名的演說者，必然搜集了豐富的訊息，這些訊息如何產生力量，唯有清明又有能量的腦部最了解。因此，這個靠嘴巴維生的演說者志強雖然充滿不安，但也累積足夠的知識和判斷力，使得他有機會藉由身心互動法，接收到以上的訊息，明白了他生命事件的原因、後果，而能從困惑的心豁然明白生命的道理。

以天地為師成就智慧

人之無法解釋腦部或心中呈現的訊息的原因，是腦部的內涵或功能不足，因此自我導引以提升自己，需要具備一定的能力；至於想要引導別人，讓別人獲得生命的答案，則需要更大的能力。身心互動學之所以可以解決以上自稱或人稱有法術者、通靈者，甚至活佛的問題，就是因為宇宙之道所蘊含的智慧可解決人類的疑惑。

圓滿即是智慧

志強的故事讓我們了解，無論古今「福禍無門，唯人自召」。是福是禍？與智慧有重大關連，然而「智慧」是什麼？

人活著的任務是維護生命的存在，也要讓生命有品質。生命的品質，以活得踏實、安定、自在為宗旨，其間必然要遵守一定的規則，才能安然地存在宇宙間。

人體本身就是一個小宇宙，這個小宇宙的運轉和存在，必須遵守大宇宙的法則。因此我們解釋人與宇宙的互動，絕對要以了解「人」的知識為主要依據，然後再配合整個宇宙的道理，才能得到正確的結果。這也就是說，生命之道，必須合乎科學，而不能只用宗教、政治的思維和方式。

人性有許多優點，也有大大小小的弱點。為了克服所有存在的困難和人性的弱點，我們需要的是，最沒阻力又能發揮最大功效的方法和哲理。

因此，基於良好的起心動念，用最少阻力和障礙的方式，以達成超越自己、利益眾人的成果，乃是「智慧」的最佳表現。

從修練心性和培養美德到智慧的極致

道德是智慧的重要組成因子，它是人際間合理相對、良性互動的準則。內在德性的多寡，是我們評量一個人價值的重要依據，當一個人擁有越多的美德，他就擁有越高的能量與智慧，同時也就擁有更快意的人生。美德是良好心性的表現，因此我們可以修練心性來培養美德，也就順理成章地成就了智慧。

有智慧的表現是：

無念，指的是思想正確，是非善惡分明，沒有邪心惡念。

無相，指的是注重事情的本質，而不受表象所惑。

無著，指的是思維有彈性，不限單一方式而能達成和諧的結局。

自動獲得答案的修習法

這個方法，是以全方位身心修練為本，藉著腦部自動統合而產生結果、答案。如果主題是「產生智慧」，因而需要了解及練習的內容包括：超我的想法、自己的現況和資源及期望，並加上本書所談到的知識和技巧。

所謂超我的想法，是用高層次的德行，例如愛、和諧、快樂、健康、安心、利益眾人等，界定自己超我的內容。現況指的是目前的疑惑和困擾；資源是自己所擁有的特質和利基；期望則指內在或身體的需求或想法。

■**方法與步驟：**

①將以上的內容，經過思考、整理之後，逐條記下並記憶起來。

②閉上眼睛，打直身子，開始「自我導引」。

③當完成「深化肌肉放鬆」的步驟後，先將問題或主題呈現在心中，接著將「冥想」內容再一次呈現腦海，然後讓自己專心在呼吸上。

④依以上方式冥想，時間不拘。

⑤如果腦部有浮現訊息就將它記下來。如果暫時沒有，表示腦部需要時間運作，一旦時機成熟，它就會應運而生。

德行的培養和修練

道德是社會中行為的法則，如果違反了大家可以接受的法則，小則傷害了個人的身心健康，中則引發國家、社會的動盪不安，大則衝擊人類、宇宙的存在和安定。有良好的德行就會有良心。

良心會產生愛的能力，而良心的發揮，乃是靠著人體做出愛的行為，發出光、熱和美。它們照亮人們的心，讓人們有動力、有能力和快樂和諧。

培養「良好德行」的方法與步驟：

①閉上眼睛，打直身子，開始「自我導引」。

②當完成「深化肌肉放鬆」的步驟後，將自己的問題或主題呈現在心目中。
③用推理和感受的方式「冥想」。
④在安靜、安定之後，心思清明地記下當下的感覺。
⑤最後，將結論和感受烙印在內心，予以內化而產生智慧。

修練良好德行，主題除了愛、樂觀、專注、冷靜、接受事實……等之外，還有幾項重要主題：感謝、悲憫、原諒，都是用推理和感受的方式，冥想本章中的心理活動，由內而外，自然散發。

學會「接受事實」

我們要能接受事實，必須先了解與事實相關的人事物的關係和責任歸屬，才能對症下藥。

■「接受事實」的方法

接受事實有三個範疇：接受自己及自己以外的人事物和環境。

①**接受自己**。首先要了解自己的責任。如果不是自己的錯就無須自責，而要針

對問題所在去處理。如果自己有錯而有自責、不安，就必須明白：犯錯不是我自己樂意、願意的。我們都是人，必然有不足之處，也必然會犯錯，重要的是如何彌補、處理和減少錯誤。

②接受自己自己以外的人事物。要了解：每個人都是各負自己的責任，我沒有責任及權利管控別人。我尊敬別人有好的行為表現，也尊重別人有擺爛、耍賴的權利。重要的是要盡力保護自己，減少來自別人不當行為的傷害。

③接受環境。要了解：沒有人可以控制天候，就像地球兩端有半年的黑暗，而另一端是白晝。

■「接受事實」的步驟

用推理和感受的方式冥想以下的心理活動：

①首先問自己，宇宙、氣象有可能聽候人類發號施令嗎？太陽、月亮、風、雨是人類可以控制的嗎？我有能力控制它們嗎？顯然，我們無能管控宇宙、氣象是一個事實，而我們有能力改變事實嗎？因此，既然無力管控宇宙、氣象，就不要期望自己可以控制它們；接受事實的存在，才是正確的心態。

②接著用同樣的邏輯面對自己、自己以外的人事物。

③想像自己接受事實之後，面對問題的心態，以及已經盡力而心安的感覺。

④安靜、安定之後，心思清明地記下當下的感覺。

⑤持續的練習會使人將「良好德行」變成一種習慣。經常的練習，使人有銳敏的觀察能力和正確的判斷力，體內充滿著練習智慧的成果，以至於行為舉止都呈現內在的智慧。

感謝

感謝，就如暗處的孔縫，帶入生命的光明。也如聖誕樹上的飾品，讓生命更加美麗。練習感謝的方法是，用推理和感受的方式冥想以下的心理活動：

・回想生命中幫助你的人，包括你的父母、朋友、老師，或是任何親切的人的臉孔、微笑、表情，感受當時的氣氛下彼此的心情及心意。然後將快樂的氛圍記起來，最後散發領悟和快樂到他們身上。

・其次將回想擴大到你欣賞的人，感受當時的氣氛下彼此的心情及心意。將快樂的氛圍記起來，然後散發領悟和快樂到他們身上。

・最後，當熟練這種練習之後，也可以去想到傷害、刺激你的人。要分清好及不好的部分，對於好的部分，可以當作學習的內容，若有不好的人事物，可以當作提醒自己的內容。

·然後將領悟和快樂，從自己心裡散發到他們身上。

悲憫

悲憫是同情心、同理心的綜合表現，要培養悲憫的心，首先要很明確地告訴自己：我們都是平等的，沒有人天生有資格攻擊、傷害別人。

培養悲憫之心的方法，是用推理和感受的方式冥想以下的心理活動：

·想像自己是那些行為不當的人的心情。

·想像別人受苦的感受，問自己要互換位置嗎？互換位置後，自己的心情是什麼？要如何面對？

·然後，想像不快樂消失之後的感覺。

原諒

原諒是一種態度和行為，它可以處理內心負面的情緒，也可以處理人與外在人事物之間，不良互動所產生的負面情緒和困擾。原諒自己是停止傷害自己的傷痛，原諒別人是停止用別人的錯誤傷害自己。原諒的處理極為有趣，因為它不是理智告訴自己要原諒就可以做到的，換個角度，不必針對需要原諒的人事物處理，「原諒」的問題就消失了。

處理原諒的方法是，用推理和感受的方式冥想以下的心理活動：

- 透過了解以接受事實。了解一個道理：會做出不好的行為的人，或是不正常的人，根本無法自控，更無法用正常、正確方式對待他人。
- 透過感謝以消除怒氣，感謝自己是正常的人。
- 透過同情以超越憤怒，同情不正常的人無法正常。
- 最後告訴自己：別人的行為是別人要負責的事，我不要讓別人的不當行為妨害我的人生。我定義自己的生命，我要把能力、資源投入自己的生命目標。

每日實修以強化身心靈能量

人是由身心靈三者組成的個體，要使自己充滿能量，必須從身心靈全方位角度著手——強化身體健康、神經、心靈能量。從練習、學習、到內化、淨化，都是能量的累積；越常練習，才能累積越多的能量，生命也必然越發快樂、圓滿，形成完整的修練。

完整的身心靈修練之道

人體腦部若有故障會引起情緒失調。心情鬱卒也常會飲食失調，產生暴食或厭食的情況，因此身心必須兼顧。要能「心想事成」，每一個個體必須不斷維護身心健康。

身心既是一體，兩者相輔相成，因此營養（蛋白質、脂肪、醣類）、礦物質和維生素都是不可或缺的物質。而陽光、空氣、歡笑、水分和樂觀的態度，在夢想成真的過程中扮演著重要的角色。

從強化身體健康的角度

- **陽光**：在生理上，它提供了宇宙萬物偉大的能量；在心理上，它象徵著能量和生命的希望。
- **呼吸（空氣）**：實質上，它使萬物都能生存，也使生命更加健康；在心理上，它象徵著正性能量的進入和負性能量的排出。

・**樂觀**：樂觀本身就是心理上的正能量，它也促使全身細胞充滿實質的能量。

・**行動**：行動包括工作、運動、身心的練習。行動既可使身心健康，也是夢想成真的必要元素。

・**水分**：在生理上，水分參與了體內化學和物理活動，有了水分才有生命；在心理上，它象徵著生命的泉源，滋潤著大地也帶走人類的壓力和煩惱。

以上的說明提醒我們，在日常生活中，除了實質的善用這些良好的能量之外，我們也可以將它們融入冥想或練習身心功法的過程中。

從強化神經的角度

人的腦部，是神經、生命中樞，它可以分泌各種不同的神經傳導物質，如多巴胺、去甲腎上腺素、伽瑪氨基丁酸、血清素、β內啡肽、催產素等，它們有各自的功能，也影響全身細胞的運作。

換言之，每個人靠著人體的機制、功能，整個人的身心靈都因集結全身數萬億細胞的發揮，而更有能量。

整個神經細胞結構越健康，必然對身體和心理越有利。例如恢復力、記憶力、反應能力、抵抗力等物理化學反應，無不與神經細胞的健康成正比，我們可以使用神經細胞的特質和功能，讓身心有巨大的能量。

讓腦部神經細胞能夠發揮強大功能的注意事項：

· 均衡健康的飲食
· 良好的睡眠
· 適當的運動
· 穩定情緒，減少壓力
· 良好的社群活動

從強化心靈能量的角度

所謂強化心靈能量，指的是使用本書所提到的方法修習心靈。這些功法藉由意識、潛意識、超意識的綜合互動，將外在的資訊化成形上而、摸不著、看不到的力量和資源儲存在腦部，進而提升全身的能量，使人有智慧、有好的行為面對人生。

這些修心功夫可分如下兩大類：

■**主要修心功法**（詳見第1章，028頁）：

①迅速進入覺知法
②身體觀注法
③全方位身心修練法

■特定目標練習法

①淨化、排除負面能量法（詳見第2章，051頁）
②能量灌入法（詳見第8章，149頁）
③活在當下的練習法

所謂「活在當下」，指的是每日生活中，每一刻、每一個當下，專注眼前的事情，並且清楚的知道自己當下的狀態和行為。

就短期而言，每一分、秒都很專心，每一刻都很清楚自己在做什麼、完成了什麼？我們因為能夠念念分明，而順利地完成事情。再加上專注在當下的事情時，腦部神經細胞的傳導會更加快速，細胞群的功能也更加良好，而使我們的學習或工作更有效率，更有收穫。

就長期而言，我們經常使用這種活在當下的模式，會形成習慣而使良好的行為成為直接的反應。此外，因為用進廢退的道理，活在當下的行為模式，會強化神經及良好行為的磁場和範圍，使腦部相對應位置的功能更加良好。更驚人的是，這些思想和行為會影響腦部細胞基因轉錄，而改變了原有基因，進而產生新的功能和良好的行為模式。

縱、橫兩類修心功法並行，才是完整的修練

管理心性讓生命自在，是人生一輩子的功課。如果以上述直接產生能量的方式當作修心的縱軸，那麼本章之前所有練習良好德行以強化能量、智慧的方式，就是修心的橫軸，將兩類修心功法並行，既可提升意識的層次，又可強化潛意識的內涵，形成完整的修練。

實際生活中，每天練習主要修心功法之外，再練習不同主題的美德，例如感激、悲憫、接受、原諒、快樂，會讓修習更為有趣。最後，心靈必然充滿更多的能量，而自在喜樂。

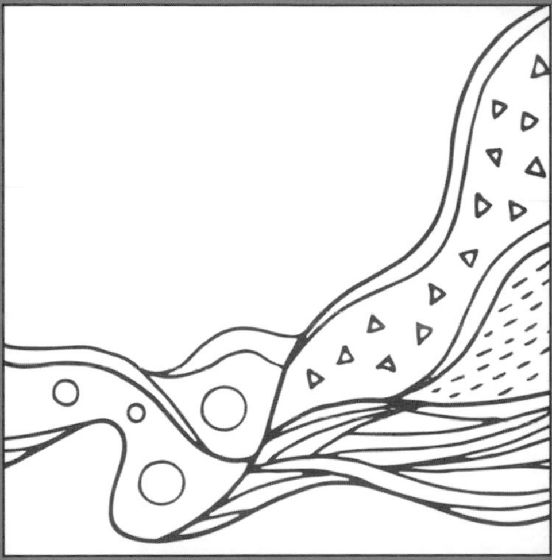

第 10 章

關於前世記憶與今生解題

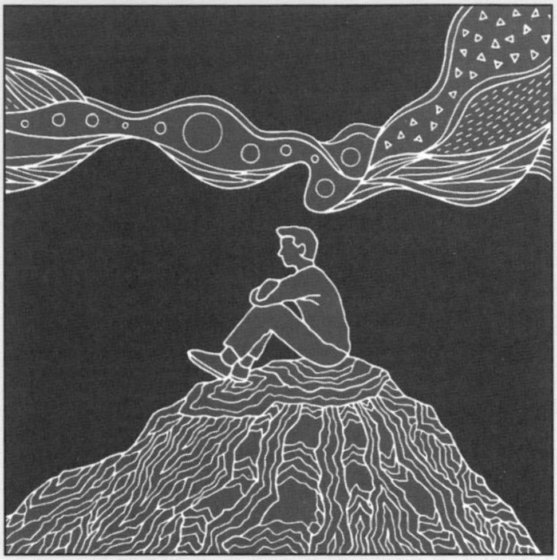

提到「前世記憶」，很自然會讓人聯想到前世的存在與否，也引起爭議，而與怪力亂神連結在一起，甚至受到主流醫學的攻擊。更因此誤會了「前世記憶」的本質和意義。

我們如果能夠正確了解「前世記憶」，就可以藉由它所提供的訊息，讓我們領悟符合宇宙的道理，進而對人生有正確的依循之道。

今世的怕黑和前世的浸豬籠

無論中外，許多人接受身心互動法時，在心神非常專注的情況下，腦中會出現不屬於這輩子的人、事、物，即是所謂的「前世記憶」。他們在感受「前世記憶」之後，產生解決現實人生困擾的能力。這和研究「量子生物學」的立普頓博士及研究「死而復生」的莫斯醫師（Dr. Morse）的研究結果一致，當個體和外在的頻率接通時，會產生不可思議的正面改變。

個案：

突來的怕黑、幽閉恐懼

年輕的宜蓁有著害怕黑暗的困擾，更特別的是，無論搭火車或是捷運，當車子進入隧道後，即使車內燈光明亮她也會害怕。這種情況是在她的先生過世後才發生的，忍受了三年之後，她終於下決定心尋求解決之道。

要解決宜蓁內心的不安，首要之務是了解不安的原由。透過身心互動法的引導，她回憶起引發怕黑的事件、時間點，以及過往不安的重大事件，以了解自己的想法和行為。

在回顧婚姻時，宜蓁記起先生曾經明白地告訴她：「我們會結婚，是因為妳苦苦哀求，其實我根本不愛妳！」她十六年的婚姻中，有十五年因先生外遇而獨自面對無數的黑夜哭泣。從懷孕到生產都是她一人面對，甚至分娩當天先生像是從人間蒸發，根本無從聯絡，然而先生在臨死前，卻要宜蓁帶著孩子去見他，結果因為小姑無法載她去醫院，而沒能見到先生最後一面。

受傷害的身心，只能不斷地自責

遭受先生的傷害，宜蓁自是難過、委屈、壓抑、害怕，當然也十分生氣。她固然氣老公的行為，更氣自己不夠好，不能討老公的歡心。想到自己沒把孩子帶到老公小三的住處，讓老公臨終時仍看不到孩子，她對此十分自責。

老公生前，她心裡就充滿害怕，害怕離婚、別人的眼光、同情或議論，更害怕自己的行為讓老公生氣、怕孩子沒爸爸……等。老公過世之後，宜蓁有更多的害怕，害怕老公死後自己無法面對孤寂的人生、怕自己沒能把孩子照顧好、怕自己不夠堅強、怕獨處、怕黑暗、害怕……隨著時間過去，累積了更多的害怕。

回憶往事在處理問題上，是一個需要技巧且必要的步驟。因為在意識下降、潛意識上升的情況下，回憶的機制一旦啟動，腦部不同位置的細胞群接受刺激，就會引發與喚醒更多的訊息。本來不敢面對、被壓抑、忘記的事情和情緒，都會浮現出來。

宜蓁一邊回憶和訴說，同時傾聽我適時發出的訊息。在潛意識的門扉敞開時，她的負面情緒自然消失了，而且因為她一直將吸收的資訊和方法記起來，於是她腦部的正性知識和能量也開始提升。

不堪回顧的前世及奇蹟式告別

接著，她腦海的頻率接到了另一個時空，那是古代明朝。當時她的父母早逝，從小由奶奶獨自撫養，過著三餐不繼的生活。十六歲，在田裡工作時，被一個紈褲子弟強暴。

在那保守的年代，女性受害人的身分，成了一種汙穢的印記，加上謀生不易，因此她的長輩要求富家渣男娶她。嫁到了夫家後，遊手好閒的老公放蕩依舊，對待她是動輒打罵。一個夜黑風高的晚上，見義勇為的鄰居幫她逃離這個家。不幸半路上遇到老公和他的狐群狗黨，結果鄰居友人被凌虐致死，她則被關在黑暗狹窄的地窖。

幾天後，宜蓁被誣賴不守婦道而被裝入竹編的豬籠裡並沈入潭中。眼見潭水迅淹上鼻孔，她心中充滿害怕和絕望，就在即將滅頂時，她看到那不會游泳的老公居然跌落深潭。

當她死亡後，靈魂脫離肉體輕飄到上空，那一刻的感受是解脫和輕鬆的，因為她知道人生的苦終有結束的時候，她不必再受苦了。

最後，在深層心靈的溝通中，她明白過去的不安都過去了，也了解面對未來的方法。我從她回應的柔和聲音、安定的語調，和臉上輕鬆的表情看出她心中的陰霾已經離去，代之而起的是動力和希望。

回首過往，糾結消失

即將結束心靈溝通時，她的思緒飛揚。她說：「先前黑暗、害怕的氛圍都消失了，我看到遠處有一道亮光。」此時，她感覺似乎有一股力量使她往上飄，接著全身都籠罩在金色的能量中。

金色象徵著神聖、安定、保護、希望的能量。

我順勢引導她使用身心互動的氣功療法，將金色的能量灌入身體的每一個部位、每一個細胞。當下她身處極高能量的環境，回首過去，那些糾結都早已消失得無影無蹤。在那瞬間，她清明地感受到：直接提升能量，遠比盲目地打滾、窮忙或掙扎更為有效。

此時的她，充滿信心，而且感覺到無限安定和自在。

前世和今生的糾纏關係

相信是一種判斷和決定，良好判斷和決定與愛和智慧成正比，只有具備更多的知識，或以正性知識、哲學、思想為信仰，信仰才會有正面的結果。但很多相信的基礎與事實不符，所相信的事的本質未必有愛、有智慧，因此不理性和迷信往往是連結在一起，如此錯誤相信的結果必然是負面而不好的，甚至是悲慘的。

真的有鬼神、有輪迴嗎？

鬼神與輪迴都會挑起同樣的疑問：到底存在嗎？存在需要證明，可是無法證明就代表它是不存在的嗎？

鬼神很顯然地一直存在人們心中，但是在現實中卻無法得到證實，所以相信與存在是不同的範圍。

人可以不相信前世，也可以認為沒有鬼神，但是身心互動學的有效性，及許多人有關鬼魂的困擾都是存在的事實。只要人類有前世和輪迴思想，身心互動學的深層心靈溝通就必然是處理人的困擾和疑惑所需的學問和方法。如果視而不見，刻意不使用這種方式，無疑是人類和宇宙的虛耗和損失。

有無「前世」這個議題，正反兩方都各有所據，而答案存在各自的心中。因此，有沒有前世顯然不重要，重要的是要從生命事件中得到啟發和力量。正如看伊索寓言、看歷史故事、看活生生的人性真相一樣，**身心互動法，提供了一個無法取代的功能和途徑**，就如同宜蓁從幾世中，了解生命的意義和課題。

前世記憶它來自何方？本質是什麼？

所有催眠中的感受都栩栩如生，是沒有任何一種學習可以代替的經驗。既然前世今生療法那麼有效，為何還是有些人不予認同？當代前世今生催眠巨擘魏斯醫師認為：「有的人是認知不足，有的人是本位因素。」

的確，人類有不等的無知，最大的無知是邪惡。從古至今，舉世皆然。望眼看著現在的世界，瀰漫著一股道德淪喪、急功好利的歪風邪氣之外，幸好還有追求真理的科學家告訴我們以前不知道的訊息，其中包含腦部的知識：前世記憶，它來自何方？它存在的本質是什麼？

當我們的腦部處於安定、專注的狀態時，血液循環良好、腦部的功能也就越能發揮。當我們回憶過往，搜尋過往的資訊時，所有神經元傳導得更迅速、發散的頻率更加強大時，我們腦部的資料庫就會接受到更大的刺激，於是更深入、完整的提供解決問題的答案。如果腦部有前世、有鬼神的資訊，它們有助於解決現實人生遇到的困擾時，就會顯現在腦海。

以精神科學的說法，**潛意識和意識都處於安定的狀態時**，**超意識的功能就得以發揮**。過往想不到的、被壓抑的、不敢想的事情，就都浮現了。這些記憶，有的是以具體的事件，有的是雜訊，有的是以抽象或隱喻的方式呈現。

前世記憶對於身心靈的療效

時空的回溯本身就具有療效。目前主流的心理療法只限於今生的回溯，相對地，前世今生催眠是一個涵蓋更寬廣的治療模式，它可以提供更多的資訊，更有效地了解並處理人生存在的問題。

重塑大腦，修復創傷

一八九五年，佛洛伊德完成一本書《科學的心理學》（Project for a scientic psychology），把心和腦組合起來，以完整的神經科學模式呈現出來，一直到現在，更多的科學研究證實了他嚴謹精闢的理論。

佛洛伊德所發展的大腦可塑性概念，解釋了改變創傷記憶的可能性。他觀察到，讓接受心理學分析的病人躺在沙發上自由聯想，說出他心中所思。

病人坐在前方，醫師坐在病人的後面，醫師只在對問題有心得、新的看法時才出聲。病人很注意聽著，所以內在神經網路及連結的記憶因此被重新改變，於是病人就好像不自覺地重新經歷一次過去的記憶。

透過這種方式，病人早期的創傷情境就被改變了。佛洛伊德所指的這種改變，即是我用來改變個案大腦或治療個案創傷的方法。

時空回溯，是科學也是藝術

作為一個治療者，尤其是經過科學訓練的醫師，除了要符合實證科學外，也必須重視療癒的效果。

醫師面對的是一個擁有身心靈的人，而不是這個人所遇到的困擾而已。因此，醫師在處理病人的困擾時，要將病人與他們的問題視為一體。此外，稱職的醫師或治療者，除了從自己專業的角度了解問題之外，還必須了解個案的想法和感受，如此才能完全解決身心靈的困擾。

心裡的糾結起源於生命中的衝擊，治療者勢必要在曾經發生的事件中，找出與今生問題相關的資訊。回憶是自腦部的資料庫摘取資料，在這個過程中，治療者或醫師是處於引導和分析的立場。我使用超我的精神學家羅伯特·阿薩吉歐力所提出的心靈理論，採用催眠的步驟，讓他們產生強大回憶能力，他們就會回溯到生活中有所困擾的相關記憶。

由於個案所發出的訊息，都來自他們的腦部儲存的資料庫，如果個案的腦部，即思想體系，反映了前世、神、鬼等，未必能得到印證的訊息，治療者不能因為自己的思想內容沒有前世、鬼、神而無視訊息的存在。

我們要重視的是所有的催眠內容所蘊含的心理學意義，而不必執著、在意他們腦中聯想到的內容是否真實存在世間。

這些資訊都與今生困擾有關，再加上人有神性，有與生俱來的智慧，和求生的本能，所以潛意識的門一旦打開，包含超意識的智慧及腦部儲存的資料，也都藉此機會或情況表現出來。此時治療者用精神分析的方式適時提供資訊，這個過程就有如排除病毒，同時又灌入正確的軟體，因而產生正確的觀念和方法。

超越死亡的方法，從有無輪迴的角度來說

許多瀕臨死亡，或是短暫被宣稱死亡後又重生的人說：「死亡是平靜、祥和的。」一哲學家說：「人是宇宙萬物之一，死亡只是回到宇宙的懷抱，就像屋旁的花兒，隨著季節來來去去罷了。」他們說得灑脫，卻不實用。對於許多活著的人而言，死亡還是一件令人害怕的人生大事。

如何超越死亡？

死亡對待每個人都是公平的，人都有死亡的一天，但對於死亡卻有不同的感受。活著的人從來沒有經驗過真正的死亡，許多人卻都怕得要死。追查害怕死亡的原因，固然與人類對未知的事情通常會有的莫名恐懼有關之外，更重要的因素是，死亡意謂永遠的結束，永遠的分離，永遠不再有機會活著。

那我們要如何超越死亡？這可以從兩個角度去理解，一個是從有輪迴的角度，另一個是從沒有輪迴的角度。

有輪迴觀念的角度

輪迴的思想體系中，具有如下的思維：

- 有生就有死，死亡只是生命的一環，人生的苦都會有離開的時候。
- 鑑古推今，人可以從輪迴觀念中，釐清自己的特質，了解與外在互動的方式，因而能夠發揮自己的能力。
- 每一個生命都是各負責任，只有先成就自己，才能幫助別人。
- 人生的痛苦和不足都有它的意義在。我們可以從過去好的、不好的經驗得到啟發。
- 死亡就是往生，因此死亡意謂著另一個新的開始。

當一個有輪迴觀念的人，透澈了解以上的道理後，就能夠了解死亡的本質為何意義，並產生提醒和鼓勵的效果，進而超越死亡。

沒有輪迴觀念的角度

沒有輪迴觀念的人在面對死亡時，往往會有不安和無力感，這是因為他們欠缺接受死亡的勇氣，以及安心面對死亡的方法。因此要能超越死亡，就需要兩個重要的步驟：

①強化正確的思想。心理學的研究顯示，當人的生命直接受到影響，例如昏迷數十天之後清醒過來，就能夠確切體會並了解死亡的存在，繼而對生命更加珍惜。因此人能正視自己必然有死亡的一天時，就會思考如何面對、如何好好把握有限的生命。但是我們的生命未必都會突然間受到重大衝擊，因此我們要提醒自己，生命必然有結束的一天，在還沒死亡之前的每一刻，都提供自己時間、空間以完成夢想。

②了解圓滿人生的方法。蘇格拉底曾說：「人生不經檢視，是一場白活。」檢視過去的意義，是為了能有圓滿的人生。人要有圓滿的結果，有三種評量標準。

- 我是創造性特質的人？我有的優點、美德是什麼？
- 我的愛的能力和表現是什麼？我用什麼方式、方法把事情做好？
- 我得到的是什麼？在物質、精神上的收穫是什麼？

依據以上「圓滿」的評量標準，人生中具有越多良好的特質、表現和收穫，就越發能夠活得快樂，死得安心。

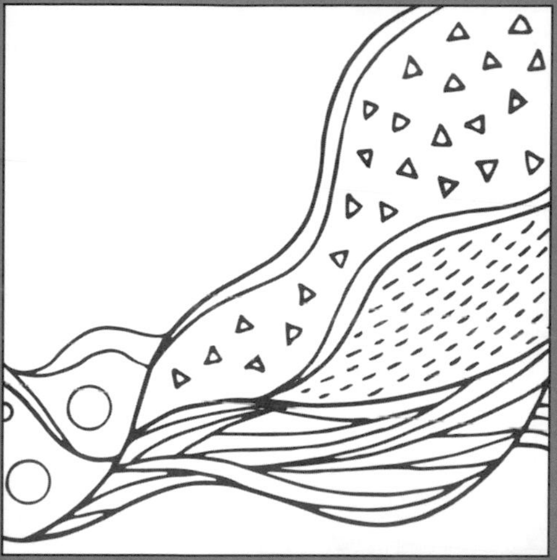

終 章

人生所為何來？
——生命的意義與課題

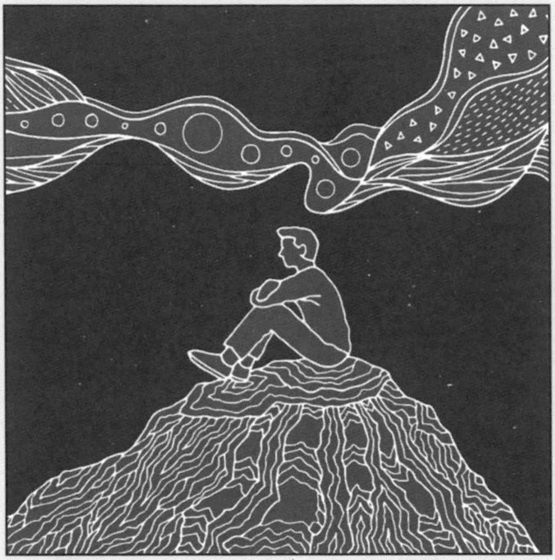

人無論是否了解自己人生的意義、課題，最終都是死去。如果以結果評斷人生的話，人是否了解生命似乎沒什麼差別，也不重要？但實際上，人會因為了解了生命的目標、方向，進而了解自己生命的意義。

人知道自己的目標，又知道為何而活，就能夠產生動力，朝著目標前進，進而從此活得踏實、自在。

為何我會生在這個家？

人類腦部的運作極為精密、奧妙，它可以探查問題，也能夠搜尋資訊，找到解決問題的答案。人要能發揮腦部的功能，既需要有構造良好的腦部，也需要不斷的學習。在現代多元的社會，我們學習的成果往往趕不及眼前的需要。所幸，老天孕育萬物，讓我們有機會使用智者的智慧結晶——身心互動的學問，解除有關生命存在的疑惑和困擾。

個案：
成長背景帶來的傷害

采潔的媽媽在生下她之後，就有精神障礙的狀況。好的時候，采潔可以感受到媽媽的愛和溫暖，但當媽媽有狀況時，她便充滿害怕和無力感。爸爸也在媽媽生病後，變得神情落寞，把所有的心思都放到采潔身上，爸爸嚴肅寡言，要求又高的對待，讓采潔經常神經緊繃、無法放鬆。

這種成長背景使得采潔從小對父母既深愛又害怕，也讓她和父母之間總有一層看不見的隔閡。在她三十歲創業正值需要父親指導時，父親卻因病驟世。她檢視過往，覺得自己來到這個世界後，就一直因為父母的困擾而苦悶，同時又深深自責自己來到這個家後，陷全家於冰冷愁困中。為了解除這些困擾，采潔前來尋求協助。

有緣成為今世一家人

在今生回溯的部分，我處理了她的自律神經失調、情緒低落的症狀後，她的腦海居然出現一個場景：一個員外老來得子，而且這個孩子自小就被寵壞了。多年過去，員外在臨終時，後悔沒有善加管教獨子，希望兒子痛改前非，但兒子積習難改，依然吃喝嫖賭，最後落得傾家蕩產。而場景中的員外，就是采潔今生的父親。

接著，她的腦海出現另一個場景：一個富裕人家的獨生子，從小身體羸弱，雖然母親大費心思，補藥不斷也無所助益，結果十八歲時就離開人世。而這個母親正是采潔今生的母親。

人體腦部的功能極為強大，也十分驚人而有趣。現代科學已經證實，一個個體可以從腦部感受到自己的存在，包括思想和身體。同時，又可從更宏觀的角度、高度，自個體的外在感受到自己的存在。換句話說，腦部可以自不同的角度和位置搜集資料，使我們明白自己存在的本質，以及自己與外在世界的關連。

當人遇到挫折無法繼續走下去時，就會產生所為何來的疑問。所為何來包括了生命課題和意義。換句話說，如果知道它們的定義，就有了方向和指引。

個案中的采潔，在腦部極度安靜下得到的訊息，使她了解父母和自己的關係，看似是老天的隨機安排，實際上還有源自過去的因緣。從過往的事由，她明白「苦悶」的寓意是提供正確的方式，以解決疑惑和困擾。當她知道「苦悶」的意義，就明白所有的付出是值得的，過往「苦」的感覺也就因此消失了。

人生茫然？從智者的言行獲得解方

人生沒有顯而易見的意義和課題，況且許多人覺得自己來到人間，根本無從參與和選擇，更無法知道自己的生存意義和任務。所幸，正性的思想家提供了我們正性的知識，它們有如陽光，照亮疑惑的心。本章的內容，看似老生常談，實際是正性思想家的智慧結晶，一讀再讀，反覆思考，就能夠得到自己的答案。

了解自己人生真正的需要和目標

我們從來到這世界到活著的每一天，都是新的經驗和開始，因此我們也往往不知道自己人生真正的需要和目標，再加上五光十色的世界，有許多外在的衝擊、紛擾、誘惑使得我們更加茫然。所幸，許多智慧者有卓越的見解，得以更真確地了解自己人生的目標：

・**人生的終極目標是安心、自在和快樂**。終極目標之前的目標，是有效的實現自己的願望，而這個願望必須合理又有建設性。

・**發自內心的需求才是真正的目標**。內心的需求，首先是生命的存在，然後是發揮潛能和呈現人的價值，使自己在物質、精神能夠獨立自主。

・**來到世間的目的：圓夢、體驗生命和學習，進而向上提升**。透過體驗而了解生命，透過學習而提升生命的更高層次，透過夢想實現而圓滿人生。

・**人生目標落在有無意義之處，決定了收穫和結果**。真正的目標或快樂包含兩個特質：一個是發揮個人強項和優質；另一個是得到實質又符合需要的收穫。

・**設想生命是有限的**。如果只有七天、幾個月的時間，你會選擇去做什麼？你如何實現這些目標？有哪些事件是發自內心想做，卻還沒有去做的？你想對你的一生中哪些部分做調整？有什麼是可以彌補的？

・**如果生命再活一遍，你希望自己是什麼樣子？**如果沒有觀眾，你希望成為什麼樣的人才會感到快樂與滿足？自己的愛好是什麼？哪些事讓你感覺有趣？若生命重新來過，你想調整、改變什麼？如何彌補？你的特質是什麼？你要如何發揮特質？

・**你一生到底想要什麼？**最終想過什麼樣的生活？現在能夠做什麼？正在做什麼？你現在做的事能夠實現你的人生目標嗎？

人生的課題與實現

採用智者的思想和見解，即是智慧。例如從以下各個智慧者對於人生課題的看法，就可以得到答案。

・瀕死研究的先驅伊莉莎白・庫伯勒—羅絲（Elisabeth Kübler-Ross）說過：「對多數人而言，人生課題是一樣的：恐懼、愧疚、憤怒、寬恕、屈服、時間、耐心、愛、關係、遊戲、失去、權力、真誠、快樂。」

・當代美國精神醫學大師級人物歐文・亞隆（Irvin D. Yalom）說：「人生的重要任務之一是發現、創造生命的意義。要過有意義的生活，就必須自行創造最重視的目標。這目標符合自己的價值觀和特質。」

・美國的催眠大師紐頓博士（Dr. Michael Newton）簡單明了地指出：「每個人的生命課題，是處理今生遇到的人事物。」

綜合以上智慧的結晶，可以歸納出生命的課題包括三個範疇：過去、現在和未來。現在指的是處理當前遇到的問題；過去指的是處理過往生命中，外在與自己所曾經發生的不安或困擾；未來則是面對未來，發揮自己的特質，使自己能安心、自在。

處理課題的程序，首先是眼前的問題，然後是過往累積的事情。最後是依據各人的特質、狀況，隨心所欲以完成人生的夢想。

人生的意義

意義指的是收穫、利益或價值。所謂「尋找意義」，就是尋找事情的條理。因此「人生的意義」，指的是整個人生可以得到，以及如何得到好處和收穫。可是，具體的「人生意義」又是什麼呢？我們從各個智者對於人生意義的見解，就可以得到真確的答案。

・生命意義的感受比思考更直接，感受生命意義是發生在一些瞬間，可遇不可求。但人類因為有思考的能力，因此可以歸納出瞬間產生的規律，從而了解並感受生命的意義。
・生命的意義是靠著行動產生快樂。
・每個人達到目標的效率越高，就越能感受「意義」的重大。
・生命的意義來自專長的發揮。
・生命的意義即是實現夢想。
・奧地利神經學家維克多・法蘭克（Victor Frankl）認為，意義分為三類：自己完成什麼或給予世界什麼？從世界得到什麼？以及忍受痛苦，走向自己無法改變的命運所顯示的態度。
・生命意義的種類，會隨著人的一生而改變，在發現意義之前，必須先完成其相關的任務。

實現生命意義的方式

許多有智慧的思想家對於實現生命意義，有不同時空和角度的看法，回顧他們的貢獻，我們可以找到自己的方式。

- **經驗**：面對課題，處理的經驗和感受，就會使人有意義感。
- **創新**：創造美好的事物，使自己進入更高的層次，展現新的格局，就會有意義。
- **超越**：自我超越，為理想而努力，不是為了自己，是生命意義的核心。
- **利他**：為世界留下較好的居住環境、服務他人，參與慈善活動，是人生有意義的相關因素。
- **自我實現**：發揮力量，達到自己期望的目標，就會有踏實的存在感。
- **人必須先解決自我價值，和建立自我認同的任務，才能發展生命的意義。**
- **正向的生命意義，有賴於個人的目標要符合社會的價值觀、角色、要求。**人以自己滿意的速度接近個人的目標時，會有較大的意義感。

從孔子在《易經．繫辭傳》裡說：「人生的義意，乃是參贊天地之化育。」以及心理治療大師巴史克（Michael Franz Baach）認為：「付諸行動並且發揮個人的優點，會產生自我的勝任感，繼而發現自我價值。」我們可以歸納出了解或獲得生命意義的公式：**特質加行動，等於意義**。

■綜合以上智慧的結晶，可以歸納出以下的結論：

人生要有意義，首先需要了解自己及生命的課題、目標。同時要記住，生命的旅程終會結束，要過怎樣豐富的生活，就要真正的為自己努力。然後，好好利用有限的生命，發揮自己的特質以追求自己的夢想和期望，不斷強化自己的能力、超越自己，最後實現獨立自主快樂的人生，這就是生命的意義。

達到目標的效率越高，就越能感受「意義」的重大。

了解生命課題和生命意義的方法

要了解生命課題和生命意義，先要確實了解它們的定義。然後以這些定義當作標準和目標，再將解決問題的正確訊息，置入腦部，讓腦部在安定的狀態下，自動進行淨化和內化的功能，就能產生答案。

了解生命課題的方法

①閉上眼睛，打直身子，開始「自我導引」。

②當完成「深化肌肉放鬆」的步驟後，將「生命課題」的主題呈現在心中。

③先確定「生命課題」的定義。

④尋思最近到最早，生命中有誰、有什麼事，曾經讓我不愉快？什麼因素損傷了我的安定？不安的源頭、原因是什麼？我的責任是什麼？我的不足是什麼？

⑤從過往的領悟，加上自己的優勢，處理最近的困擾，然後處理與早期接觸的人之間的困擾。最後，處理成長過程到近期帶給自己不安的人、事、物。

⑥當過去到最近的困擾都尋思一番後，就以實現物質及精神的獨立和自由，進而達到安心、自在為生命的目標。

⑦將以上每個步驟的答案或結論寫下來，其中包括「生命課題」的內容和達成目標的步驟、方法，這些即是「生命課題」的答案。

了解生命意義的方法

①閉上眼睛，打直身子，開始「自我導引」。

②當完成「深化肌肉放鬆」的步驟後，將「生命課題」的主題呈現在心中。

③先確定「生命意義」的定義。從生命意義的定義了解相關的因素：收穫、目標、方法。

④尋思自己想要的收穫是什麼？生命中短期、長期目標是什麼？現在自己的立足點、資源、特質是什麼？

⑤想像自己達成夢想，或長期目標時愉悅的心情。

⑥帶著愉悅的心情，本著「盡心盡力，絕不過猶不及」的原則面對目標。

⑦帶著愉悅的心情，先做自己能做的事情，然後做該做的，最後即能完成自己的期望。

⑧尋思自己能做的是什麼？該做的是什麼？

⑨將以上每個步驟的答案或感受寫下來，其中包括了生命的收穫和達成目標的步驟、方法、原則，這些即是「生命意義」的答案。

獲得幸福快樂的公式

要擁有幸福和快樂，只要依據它們的定義作為標準和目標，再加上智慧者的正性思想，就可以獲得幸福和快樂的方法。

讓生命快樂的方法

快樂的定義是自由自在，真實而長久。以這個定義為準則，那擁有快樂將可從以下不同角度衍生：

・人體有兩種快樂系統：一種是與興奮有關的快樂。例如，當我們想像擁有想要的東西時，體內多巴胺會提升而感受到快樂。另外一種是滿足或完成想要做的事情後的快樂。例如，當我們滿足時，體內會分泌腦內啡而感到快樂。可見，快樂是一種選擇，選擇快樂，追求快樂，就會有快樂。

・了解自己、人類的特質與極限，才有正確的對待和感受，才會快樂。

・哲學家羅素說：「充分應用我們的天生才能，與充分了解我們生存的環境，即可獲得真正令人滿足的快樂！」

・短期的快樂是樂趣，長期的快樂指的是生命意義。要活得快樂必須兼顧現在、未來的收穫和感受。而長期累積的樂趣，再加上長久的意義，將成就一輩子快樂。

■**綜合以上的理論和方法，可以歸納出以下的結論：**

要讓人生的旅程走得快樂，首先要了解自己的優點、弱點，以及當下的需要。然後發揮自己的才能，避開或強化自己的不足，主動塑造對自己有利的條件和環境，以獲得精神、物質的獨立和自由。

提升快樂的方法

人際互動上，做一個一味迎合別人、沒有自我的人，往往只是空虛的肉體，無法快樂。要做一個快樂的個體，決定權在自己。基於做自己有興趣又是能力所及的事最為愉快，我們可以得到提升快樂的公式：

・追求快樂的過程中，必須先做自己能做的，把目標先設定在需做的事情，然後是想做的事情。

．減少能力不及，無法處理，或不喜歡做的事情，增加想做的事，就是提升快樂的方法。

．增加好心情，減少壞心情。抱著積極的態度和行動，包括非常樂觀、不斷鼓勵自己、相信自己可以達成目標的心態就能提升快樂。

幸福人生的實現

談到幸福，經常會和快樂連結在一起，兩者有所交集，但也有所差別。要獲得幸福，首先要了解幸福的定義和狀態：

幸福乃是個人依據自己生活的際遇去定義的，它涉及到自己與他人、家庭的長期正面的互動過程，以及對事業、生活發展的積極體驗。因此，每個人有自己幸福的定義，但也有共同衡量的標準——

幸福的重要成分是快樂、投入、意義、滿足。幸福是發揮能力、應用技巧，處理過往負面的感受，讓自己能對過往坦然沒有遺憾；專注在當下的生活，將生命融入更大的能量體，享受當下；帶著希望和動力面對未來，以達到理想的目標。人生越是充滿以上的狀態和內容，就擁有越多的幸福。

我們根據現實環境，選擇一個當下環境中有效的目標，採取一個最有利於自我利益的策略，發揮所擁有的才能，只要事情做成了，我們的基本需求滿足了，就會有快樂的感覺。再經過更長的時間達成本心的需求時，就會產生更大的幸福感。

人生成功之道

面對人生，要怎麼定義人生的成功？要如何成功？

首先要了解人生成功的定義。成功是：面對目標，抱著熱情，盡力而為，而且將事情完成。過程中一切遵守自然法則，專注當下，最後在物質和精神得以獨立和自由。

成功的關鍵在於熱情，熱情與內心的感受有重大關連；人能發揮長才，又有所收穫時就會有熱情。

最自在的成功方式是：只問耕耘、不問成功而得到成功。朝向目標前進，過程中融入當下的事情、享受當下的收穫，就在不知不覺中累積了能量，最後自然水到渠成。例如目標是通過考試，在過程中浸淫在知識的樂趣中，心無旁騖，自然就能夠通過考試。

美國最偉大的總統之一的羅斯福，提供一個呼應了成功之道的重要原則：

・做你所能做的（Do what you can）

・善用你的資源（with what you have）

・就從當下出發（from where you are）

〈結語〉

人間天堂

天堂有許多不同的意思，這裡指的是從心靈活動的角度所定義的天堂，它是：人類精神層次的最高境界，也是所謂的超我的空間和狀態。它涵括了許多偉大思想家、科學家、藝術家都曾經經歷過的天人合一的狀態，以及充滿完整、圓滿、和諧、自在氛圍的能量世界。處在此種超我狀態的個體，心思寧靜、清澈，能夠看清事情的本質，並且和外界保持平和狀態。

有位女士對自己的生命課題感到困惑，以下是她關於能量世界的自述：

當我意識到自己處在一個充滿金色的能量世界時，感受到希望、安定的氛圍。我朝發散金色能量的方向望去，只見一個發光的能量體由遠而近迅速的出現在我的眼前。當看清祂是媽祖的一刻，我感動得熱淚盈眶，全身溫暖舒暢。平常我在家中供奉的是觀世音菩薩，而在當下出現的卻是媽祖，雖然有一陣疑惑，可是心裡隨即明白，祂是苦海迷航的指導者。

我請求祂開示我來到世上的任務，祂告訴我：你就像破繭而出的蝴蝶，你先要完成任務才能完成一個圓，你的任務是「平衡、愛、安定」。奇特的是，就在那一刻，有一股暖流，在我的體內循環，頓時全身細胞舒暢，內心溫暖自在。

另一位富有但焦慮的中年男人，在來到能量世界時，感受到白色的能量體，那個能量體同時又散發著金色的能量。白色的能量，讓他感受到靈魂的安定和自在，而陣陣的金色能量，則讓他充滿動力和希望。他滿懷感激地浸淫在能量的世界裡，並請求巨大的能量體開示生命成功之道。

那巨大的能量體告訴他：看著過往，感受現在，就是答案。雖是在能量的世界，但每個個體自性不同，也就有不等的了解和收穫。在這位有權、有錢的男士思考答案時，他感覺似乎有一股巨大的能量靠近頭部上端，就在那一刻他領悟了：生命的成功，不在於累積或擁有多少資源，包括金錢、財物、權力、名位，重要的是發散了多少能量，可以讓更多人獲得物質或精神的收穫。

修心功法引領我解決人生困惑

自小，我覺得人生很無聊。到了青壯年時期，我覺得自己沒有足夠的智慧理解世事。自從接觸了身心互動學，我經常用本書的修心功法，解答遇到的困惑。

有一次，恍惚間，一股能量流動，引領我的靈魂朝著一個地方前進，途中經過一個長廊，我看到社會學家馬斯洛、愛的藝術大師佛洛姆、牛頓、精神學家阿德勒、佛洛伊德、超我精神始祖羅伯特·阿薩吉歐力、老子、莊子、孔子、孟子，他們都有各自的能量，長廊旁邊的空間就是他們傳道授業的地方。這長廊又像一層層的空間往上延伸，最後我來到一個廣場，所有神祇和聖賢者形成一個外圍，而我處在這些能量體圍繞的中央。

很特別的是，我雖然看不清祂們，但我卻可以感受到祂們確實存在。祂們各自雖是獨立的能量體，但又是一個整體。這個整體發散了紅、橙、黃、綠、藍、靛、紫、金、銀、白色的能量。

這些能量剛開始是一一的發散到我的身體，接著有如排山倒海般地湧入我的體內，使我充滿了能量。外在的能量和我交融在一起，分不出是我，還是外在的能量，我感覺不到自己的存在，可是我又知道我處於無垠的宇宙中。此時，清明、透澈、溫暖和安定的氛圍，充滿我和我所處的空間。我整個人和這種環境合一，我也是浩瀚宇宙的一分子。驟然間，我純然透澈地體悟了超我狀態中，天人合一的境界。

你是自己天堂的主角，也是自我生命的決定者

歷經時空變化，靈魂依然存在我的生命中，這種經驗使我的神智清明、快樂又十分安定、充實、輕盈、自在。此時充滿能量的我，覺得自己宛如在蒼穹之上，發散著光芒。當我時望向紅塵，過往一切生命的過程和本質看得真確。就在那一刻，我聽到如雷貫耳卻清晰溫暖的聲音：

「生命的來去，是以能量聚散為原理。生命是內在的靈魂和有形的身心所組成。能量有動能和位能，有時是有形的，有時是無形的。當能量極大時，靈魂就以各種形式呈現，當能量分散時就無影無蹤。能量的聚合在因緣具足時成就了靈魂的存在，因此靈魂的存在都是有各自的意義和目的。

你和所有的人都一樣，你是自己天堂的主角，也是自己生命的決定者，愛護

自己是你生命的第一要務。生命是來學習和圓夢的，不好的事都會過去，也都是生命的一種提醒。沒有人能自外於天理神法，生命永遠有希望。本著愛面對生命就對了。」

聽到這些訊息，我不禁喜極而會心大笑。接著感覺被夢中的笑聲喚醒，此時猶然不知是在夢中，還是夢中的夢裡。漸漸回神的過程中，我檢視剛才的內容和當下的狀況，恍然發現人生如夢。在那清明又輕鬆的一刻，夢也提示了生命的態度和道理。

在極短時間內，我見證了超我的狀態。整個夢境有如電影，卻又確切的顯示所有宇宙的道理和力量。乍聽似乎是一個醫師正在上演所有過往宗教家、政治人物、暢銷書作者，甚至人世間所謂大師的話術，但證諸已經發生的事情，邏輯、道理都是如此貼切。

清醒面對活著的當下才是最實際的人生

周莊夢蝶顯示一切有形都會夢幻無常，夢幻無常是生命的本質。在現實生活中，不論做了好夢、惡夢我們都必然要醒來，不管意識是否一直存在於夢中，人終究要面對實際的人生。因此在夢幻無常的世界，清醒地面對活著的當下才是最實際的人生。

曾經，在我的個案的催眠中，宇宙大師現身提醒我：你要好好照顧自己，因為你不只是屬於你自己，你還要照顧許多人。也有的個案每次和神見面時，都說我身在其中，並說我是神的使者。

這些說法，對照實際的世界，因緣具足下，我有機會直接接觸了對於身、心、靈有所問題的個案，過往宇宙、人世間所發生過的事情和現象，以及從古至今，人類知識的增長，提供了我理解心靈天堂的資訊，也反應現實人生我的生命任務和意義。

以往我默默著力於治療，想避開無謂的爭議和困擾。但生命有結束的時候，我覺得這門學問，有如絕世武學，若還在乎不明者的不當言行，就此明哲保身、獨善其身，實在不夠快意。我應該遵循自己一向服膺的原則：**本著愛、勇敢面對就對了！如此，才能明心**、**見性之後，得到自在**，因此歷經六年，中間經過一些波折，幸好有貴人相助，終於讓這本改變大腦和生命的書得以問世。

感謝天地和我的父母，讓我能夠一直朝向自己生命的目標前進，也感謝所有成就我，以及讓這本書問世的人。希望也祝福大家把握來到人間的機會，勤做需要練習的功課，讓自己隨時都有如處於充滿能量的天堂中，並得以逐夢踏實，活出自己的人生。

Eurasian Publishing Group
圓神出版事業機構
用心與你對話．綱野無限寬廣
如何出版社
Solutions Publishing

www.booklife.com.tw reader@mail.eurasian.com.tw

Happy Body 192

意念導引：修復情緒和壓力傷害的身心互動法

作　　者／姜義堅
文字協力／享應文創管顧工作室・廖翊君文字團隊
發 行 人／簡志忠
出 版 者／如何出版社有限公司
地　　址／臺北市南京東路四段50號6樓之1
電　　話／（02）2579-6600・2579-8800・2570-3939
傳　　真／（02）2579-0338・2577-3220・2570-3636
總 編 輯／陳秋月
副總編輯／賴良珠
專案企畫／賴真真
責任編輯／張雅慧
校　　對／姜義堅・張雅慧・賴良珠
美術編輯／蔡惠如
行銷企畫／陳禹伶・朱智琳
印務統籌／劉鳳剛・高榮祥
監　　印／高榮祥
排　　版／莊寶鈴
經 銷 商／叩應股份有限公司
郵撥帳號／18707239
法律顧問／圓神出版事業機構法律顧問　蕭雄淋律師
印　　刷／祥峰印刷廠
2022年4月　初版

定價 360 元　　ISBN 978-986-136-617-3

左撇子爲何人才輩出？
愛因斯坦、莫札特、達文西、畢卡索、
比爾·蓋茲和歐巴馬……都是左撇子！
腦科醫師透過MRI影像發現左、右撇子的大腦差異！
爲眾人找到優勢腦，只要刻意練習就能把天賦發揮到極致！

——《左撇子的隱形優勢》

國家圖書館出版品預行編目資料

意念導引：修復情緒和壓力傷害的身心互動法/姜義堅作. -- 初版. --
臺北市 ：如何出版社有限公司, 2022.04
224 面；14.8×20.8公分 --（Happy Body；192）

ISBN 978-986-136-617-3（平裝）
1. CST：催眠療法 2. CST：心理治療
418.984 111002143